LOW CARB

Receitas De Dieta Low Carb Para Iniciantes

(O Melhor Guia De Perda De Peso Para Iniciantes)

Tony Elsea

Traduzido por Daniel Heath

Tony Elsea

Low Carb: Receitas De Dieta Low Carb Para Iniciantes (O Melhor Guia De Perda De Peso Para Iniciantes)

ISBN 978-1-989837-69-6

Termos e Condições

De modo nenhum é permitido reproduzir, duplicar ou até mesmo transmitir qualquer parte deste documento em meios eletrônicos ou impressos. A gravação desta publicação é estritamente proibida e qualquer armazenamento deste documento não é permitido, a menos que haja permissão por escrito do editor. Todos os direitos são reservados.

As informações fornecidas neste documento são declaradas verdadeiras e consistentes, na medida em que qualquer responsabilidade, em termos de desatenção ou de outra forma, por qualquer uso ou abuso de quaisquer políticas, processos ou instruções contidas, é de responsabilidade exclusiva e pessoal do leitor destinatário. Sob nenhuma circunstância qualquer, responsabilidade legal ou culpa será imposta ao editor por qualquer reparação, dano ou perda monetária devida às informações aqui contidas, direta ou indiretamente. Os respectivos autores são proprietários de

responsáveis por quaisquer perdas, diretas ou indiretas, que venham a ocorrer como resultado do uso de informações contidas neste documento, incluindo, mas não limitado a, erros, omissões, ou imprecisões.

Índice

Parte 1 1

Introdução 2

Café Da Manhã :Waffles Com Avelã 10

Almoço : Salada De Frango Com Vinagrete De Manjericão E Limão 12

Vinagrete De Manjericão E Limão 13

Espetos De Salmão Grelhado 16

Salada De Queijo Halloumi Grelhado 18

Macarrão De Abobrinha Á Carbonara 20

Omelete Com Espinafre Emolho Enchilada 22

Camarão Lagostim Com Abobrinha 25

Jantar 26

Frango Ao Alho E Limão Com Cozimento Lento 27

Café Da Manhã 29

Ovos Com Queijo 29

Salada De Frango Picante 32

Almôndegas Temperadas 34

Café Da Manhã :Omelete De Brócolis 37

Salada De Cheeseburguer 39

Tomates Recheados Com Atum 43

Plano De Refeições Para A Segunda Semana 45

Salmão Comtzatziki De Abacate 47

Espetos De Salmão Grelhado 49

Frango Com Crosta De Noz Pecan 51

Lasanha Recheada Com Cogumelos 53

Peru E Batata Doce Com Chilli 57

Filé De Peixe Com Limão 60

Mini Fritatta 63

Conclusão 66

Parte 2 67

Introdução 68

Capitulo 1: Entendendo A Dieta Low Carb 71

QUAL A CIÊNCIA POR TRÁS DA DIETA LOW CARB E COMO ELA PODE
AJUDAR A PERDER PESO? 71
UMA BREVE HISTÓRIA SOBRE A DIETA LOW CARB 75

Capitulo 2: Vivendo Mais E Com Saúde Com A Dieta Low
Carb 79

BENEFÍCIOS DA DIETA LOW CARB PARA A SAÚDE 79
DICAS PARA TER SUCESSO NA DIETA LOW CARB 81
ERROSPARA EVITAR ENQUANTO ESTIVER NA DIETA LOW CARB 82
COMO INICIAR SUA DIETA LOW CARB 84

Capitulo 3: Alimentação Na Dieta Low Carb 86

ALIMENTOS PARA EVITAR 86
ALIMENTOS QUE VOCÊ PODE CONSUMIR 87

Capítulo 4: Deliciosos Cafés Da Manhã 90

Mingau Cremoso De Coco 90

Ovos Mexidos 92

Panqueca De Coco 94

Ovos Devilados 96

Wrap De Alface Com Carne 98

Muffins De Ovos 100

Waffles De Banana 102

Picadinho De Berinjela Com Ovos 104

Capítulo 5: Almoços Apetitosos 106

Lombo Com Queijo Azul 106

Rabadade Boi Suculenta Com Molho 108

Salmão Pranchado No Cedro.. 109

Camarão Marinado.. 112

Hambúrguer De Cogumelo Portobello.......................... 114

Mexido De Tofu 116

Tilápia Grelhada Com Queijo Parmesão........................ 118

Etouffé De Camarão 120

Capítulo 6: Jatares De Dar Água Na Boca 122

Patê De Legumes 122

Omelete De Zoodles.. 124

Salada De Frango Ao Curry 126

Frango Ao Alho 128

Costela Assada.. 130

Costeletasde Porco Com Cogumelos............................ 132

Costeletas De Porco Com Queijo.................................. 134

Costeletas Ao Molho De Soja Com Limão 136

Capitulo 7: Lanches 138

Brócolislevemente Crocantes....................................... 138

Quiabo Com Tomates.. 140

Couve-Flor Ao Alho Assada 142

Feijões Verdes Com Gergelim 144

Acelga Suíça Refogada.. 146

Berinjela Com Tomate Assada... 148

Cogumelossalteados... 150

Rolinhos De Presunto Com Aspargos 152

Capitulo 8: Sobremesas Incríveis...................................... 153

Trufas De Chocolate 153

Rosetas Florais... 155

Torta De Cream Cheese.. 158

Falso Mousse De Chocolate 160

Ganache Mole 162

Bolinhoscrocantes 164

Merengues Fantásticos 166

Doce Raw.. 168

Capitulo 9: 28 Dias De Dieta Low Carb – Planejamento Das Refeições 170

Conclusão 197

Parte 1

Introdução

Eu gostaria de te agradecer e te parabenizar por baixar o livro.

Nós temos ouvido ao crescermos que carboidratos são a principal fonte de energia do corpo e que o corpo depende dele ; com o tempo aumentamos nossa ingestão de carboidratos por causa da grande importância dada á eles.

Contudo , os carboidratos são o grande problema , o maior problema é que nossa dieta é muito rica em carboidratos. Uma pessoa em média toma uma xícara de chá ou café com pão,bolo de frutas ou panqueca ou uma tigela de cereal com leite. Elas então comem arroz ou uma massa no almoço , e á tarde comem um lanche rico em carboidratos como biscoitos recheados e á noite, eles comem arroz ou massa e uma sobremesa rica em carboidratos .

Isso é claramente muito mais carboidratos quando o seu corpo precisa. Assim , o corpo transforma os carboidratos em glicose , e usa a glicose como energia , convertendo o excesso em gordura e armazenando-a. A gordura armazenada será usada durante a fome ou períodos que o seu corpo não precisa de glicose. Contudo , a fome não é algo com a qual os americanos precisam passar , então a gordura extra não é usada e enquanto você continua comendo mais carboidratos ; seu corpo continua acumulando mais gordura.

Antes que você se dê conta, está acima do peso ou obesa e atormentada com uma série de doenças como diabetes .

Se você quer perder peso , se sentir bem, e construir músculos , você precisa fazer algo para resolver essa situação; você precisa controlar a sua ingestão de carboidratos . É aí que entra a dieta de baixo carboidrato.Esta dieta é baixa em carboidrato, rica em proteínae gordura e é muito eficaz para perda de peso.

Este livro vai te explicar a melhor dieta de baixo carboidrato e te ajudar a entender , o que é, como funciona, qual é seu benefício, e um plano de 14 refeições na semana para te ajudar a começar a dieta.

Obrigada mais uma vez por baixar esse livro . Espero que goste dele.

Dieta Pobre em Carboidrato Definida

Uma dieta pobre em carboidrato é simplesmente uma dieta que limita o consumo de carboidratos.Por exemplo, comidas ricas em carboidratos como pães, massa e comidasaçucaradas.Contudo, os carboidratos também são encontrados em outras comidas como feijões, legumes, e leite. Adotar uma dieta pobre em carboidrato tem sido reconhecida como eficaz na perda de peso.Isso é porque a dieta atual americana é muito rica em carboidratos, que significa que uma vez que seu corpo transforma carboidratos em glicose, usa um pouco disso para suas funções com o resto sendo convertido em gordura e armazenando-a.Como nós raramente usamos a gordura armazenada como energia , porque estamos constantemente comendo carboidratos em excesso e não nos exercitamos o

suficiente, e em pouco tempo engordamos
.

Com a dieta pobre em carboidrato , você reduz o excesso da sua ingestão de carboidrato e se concentra em ingerir gorduras e proteínas saudáveis , o que te assegure que você não armazena qualquer excesso de glicose nem gordura e com a ingestão baixa de carboidrato , seu corpo vai realmente começar a queimar a gordura como energia , o que leva a perda de peso.Além disso, gordura e proteínas são mais concentradas, dessa maneira , é provável que você coma menos e isso certamente te levará á perda de peso.Se você combinar uma dieta baixa em carboidratos com exercícios , irá definitivamente ganhar massa magra.

Antes de seguirmos para as comidas que você pode comer durante a sua dieta de baixo carboidrato, é importante saber quantas gramas de carboidratos diários te ajudarão a alcançar o seu objetivo na perda de peso. Sua ingestão diária de carboidratos deveria ser menos do que 100 gramasde carboidrato líquido e em alguns casos até menos do que 50 gramas de carboidrato líquido , se você quiser perder peso rápido.

Carboidratos líquidos =Fibras de carboidratos

Com a restrição de carboidratos , uma dieta de baixo carboidratos implica num alto consumo de proteínas e gorduras saudáveis para compensar a baixa ingestão de carboidratos . Vamos checar as comidas que você pode comer durante a dieta de baixo carboidrato:

Carne -carne de boi, frango, suína , carneiro e outras carne , sempre vale para se alimentar por cada grama.

Gordura rica em laticínios- queijo, iogurte, creme de leite, manteiga.

Ovos- todos os tipos de ovos são permitidos, mas ovos orgânicose ricos em Omega 3 são os melhores

Peixe e comida do mar-como salmão, truta, arenque e alabote , peixes selvagens capturados são os melhores

Óleos e gorduras saudáveis ´-como óleo de coco, óleo de fígado de bacalhau, banha , azeite de oliva e manteiga

Verduras- opte por verduras de folhas verdes como couve, espinafre, couve-flor, brócolis entre outros

Nozes e sementes- nozes, amêndoas, sementes de girassol,sementes de abóbora, etc.

Frutas-opte por frutas pobres em frutose como bagas, abacate etc.

Por favor perceba que todas as comidas que você deveria comer não devem ser processadas

Se você se exercita frequentemente, você precisará de energia , assim você pode comer as seguintes comidas.

Grãos sem glúten: Arroz, quinoa, aveia e quaisquer outros

Tubérculos :como batata doce, batatas, inhame

Leguminosas: lentilhas,feijão carioca, feijão preto etc.

Coma os seguintes alimentos de forma moderada
Chocolate Amargo -escolha marcas orgânicas que tenha de 70% de cacau ou mais
Vinho – deve ser seco , e sem carboidratos nem açucares

Geralmente , você deve evitar comidas com amido como massa e trigo, tanto quanto alimentos processados.
Evite também consumir alimentos ricos em açúcar como sucos de frutas , doces, refrigerantes e similares. Gorduras trans , em parte óleos hidrogenados e parcialmente hidrogenados, óleos vegetais e óleos com elevado teor de Omega 6, adoçantes , produtos e alimento de uma dieta com baixa gordura , são altamente processados.
Vamoscomeçar agora o plano de 14 semanas para te ajudar á perder peso, ganhar músculos e parecer ótimo.

Plano de refeição semanal

Dia1

Café da manhã :Waffles com avelã

Rendimento : 6 porções
Ingredientes

1 xícara de farinha de avelã
3 colheres de sopa de óleo de avelã
½ colher de chá de extrato de avelã
2 colheres de sopa de farinha de coco
1/3xícara de iogurte grego integral
¼xícara de chá de extrato de stévia
3 colheres de adoçante natural ou granulado eritritol
½ xícara de proteína de chocolate em pó
4 ovos grandes
2 colheres de sopa de cacau em pó

1-Pré aqueça sua forma de waffle na temperatura média e seu forno á 200 graus
2- Coloque uma grelha dentro de uma assadeira
3- Bater juntos a proteína em pó, a farinha de avelã, a farinha de coco, o adoçante e o cacau em pó numa vasilha grande .

4-Acrescente o óleo de avelã, os ovos,o stévia, o iogurte, o extrato de avelã e misture tudo até obter uma mistura homogênea.

5- Besunte com óleoa forma de waffle e coloque cerca de ¼ a 1/3 da mistura dentro de cada parte da forma. Cubra com a tampa e deixe cozinhar até ficar crocante e dourado.

6- Retire suavemente da forma assim que ficar pronto e coloque dentro de uma assadeira preparada no forno para manter aquecido.

7- Repita esse procedimento com o restante da mistura. Uma vez feito, coloque manteiga no waffle, avelãs picadas, cremebatido, xarope sem açúcar, bagas e o que mais você quiser. Aproveite!

Informações nutricionais :257 calories , 7 grs de carboidrato , 16 grs de proteína, 19 grs de gordura

Almoço : Salada de frango com vinagrete de manjericão e limão

Rendimento: 4 porções

Ingredientes
3 dentes de alho picados
¾colheres de chá de sal marinho moído fino
½ colher de chá de cominho moído
2 colheres de sopa de suco de limão
¼ colher de chá de coentro moído
1 colher de chá de curry em pó
2 colheres de sopa de azeite de oliva
½ kg de peito de frango orgânico cortado em tiras de 5 cm

Salada
1 abacate fatiado
1 xícara de tomate cereja partidos ao meio
2 punhados de folha de manjericão partidas
6 xícaras de folhas de repolho verde

Vinagrete de manjericão e limão

1 dente de alho amassado
2 punhados grandes de folhas de manjericão frescas
½ colher de chá de sal marinho moído fino
5 colheres de sopa de azeite de oliva
2 colheres de sopa de suco de limão fresco

Instruções
1- Para cozinhar o frango, bata juntos o suco de limão, o curry em pó, o coentro, o azeite de oliva, o sal , o alho e o cominho numa vasilha até obter uma mistura homogênea.
2- Coloque as tiras de frango num saco zip ou recipiente selável, despeje na mistura e deixe descansar e misture
3- Feche ou cubra e coloque na geladeira por 20 minutos para marinar(você pode colocar pra marinar da noite para o dia para garantir o melhor sabor)
4- Uma vez que estiver pronto para preparar o alimento, coloque uma frigideira grande anti aderente sobre o fogo médio

5- Coloque um pouco de azeite de oliva e adicione o frango , cozinhe e vire o frango regularmente até que o frango esteja cozido e dourado. Isso levará cerca de 6 a 8 minutos.

6- Enquanto isso , faça o vinagrete. Use um pequeno liquidificador ou um processador de alimento para mistura o alho, o suco de limão, o manjericão, e o sal até ficar leve. Durante o processamento , acrescente o azeite aos poucos e bata até obter uma mistura homogênea; Reserve.

7- Para fazer a salada, coloque as folhas de repolho verde numa vasilha , coloque uma pitada de pimenta e sal.Coloque o frango por cima junto com o abacate, o manjericão e os tomates. Regue a vasilha de salada com o vinagrete de manjericão e limão e sirva !

Informações nutricionais: 392 calorias, 27 grs de proteína, 9 grs de carboidrato , 28 grs de gordura

Jantar

Espetos de salmão grelhado

Rendimento : 4 porções

Ingredientes
Salmão
½ kg de salmão – sem pele e cortado em cubos

Marinada
2 dentes de alho amassados
2 colheres de sopa de suco de limão
3 colheres de sopa de alecrim fresco partido
2 colheres de sopa de azeite de oliva extra virgem
½ colher de chá de sal natural ou sal marinho
1 colher de sopa de mostarda Dijon
½ colher de chá de pimenta do reino
4 espetos , se você usa bambu ou madeira, coloque de molho em água quente por 20 á 30 minutos.

Instruções

1-Misture todos os ingredientes da marinada numa vasilha .

2-Adicione o salmão e deixe marinar por no mínimo 20 minutos em temperatura ambiente.

3-Enfie os cubos de salmão nos espetos.

4-Regue uma grelha , frigideira ou grades de uma grelha , usando uma leve camada de spray para cozimento e coloque no fogo alto.

5- Quando estiverquente, coloque os espetos na grelha ou panela e

deixe cada lado cozinhar por 3 minutos até que o peixe desmanche facilmente com o garfo e estiver opaco.

6- Regue com a marinada que tenha sobrado enquanto cozinha. Sirva os espetos,com brócolis no vapor.

Informações nutricionais: 308 calorias, 24 grs de proteínas, 1 grama de carboidrato , 22 grs de gordura

Dia 2
Café da manhã   :Waffles de avelã

Almoço

Salada de queijo Halloumi grelhado

Rendimento : 1 porção

Ingredientes
0.5 gramas de avelãs picadas
5 tomates uva
Vinagre balsâmico
Sal
nozes
1 punhado de rúcula
Azeite de oliva
1 pepino persa
85 grs de quejoHalloumi (queijo feito com leite de cabra e ovelha)

Instruções
1- Corte o queijoemfatias de 1 cm. Não as deixe muito finas , porque quando você coloca-las na grelha , vão encolher um pouco.
2- Coloque o queijo Halloumi na grelha e grelhe por 3 a 5 minutos de cada lado, até que fiquem com boas marcas de grelhado em ambos os lados.

3- Prepare a salada primeiro lavando depois cortando os legumes. Corte os tomates no meio e os pepinos em pequenas fatias. Coloque os tomates e pepinos dentro de uma vasilha. Adicione as nozese a rúcula .

4- Quando o queijo estiver grelhado de ambos os lados , coloque-as por cima da salada e salpique um pouco de sal . Regue com vinagre balsâmico e azeite de oliva ,sirva em seguida!

Informações nutricionais:560 calorias, 47 grs de gordura, 21 grs de proteína , 7 grs de carboidrato

Jantar

Macarrão de abobrinha á Carbonara

Rendimento: 4 porções

Ingredientes
4 fatias de Bacon Canadense (sem nitrato)/ presunto cru-cortado
½ xícara de chá de pimenta do reino fresca moída
2 gemas de ovo
¼ xícara de queijo parmesão ralado
1 ovo
½colher de chá de sal marinho
4 abobrinhas grandes

Instruções
1- Use um fatiador ou cortador em espirais para cortar a abobrinha em forma de macarrão
2- Coloque o macarrão cortado numa toalha de papel e salpique um pouco de sal por cima
3- Deixe o macarrão de abobrinha descansar por 5 minutos e depois

esprema —os retirando o líquido o quanto for possível

4- Bata juntos o queijo, o ovo e a gema de ovo até obter uma mistura homogênea.

5- Coloque uma frigideira sobre o fogo médio e adicione o bacon .Frite ate ficar crocante.

6- Adicione o macarrão de abobrinha e mexa até ficarem cozidos

7- Abaixe o fogo e adicione a mistura de ovos. Desligue o fogo e mexa até que os ovos estejam cozidos .

8- Tempere com um pouco de pimenta do reino , antes de servir!

Informações nutricionais: 308 calorias, 16 grs de gordura, 12 grs de carboidrato líquido, 28 grs de proteína

Dia 3

Omelete com Espinafre emolho enchilada

Rendimento: 6 porções

Ingredientes
1 colher de chá de azeite de oliva
1 abacate médio cortado
Sal e pimenta paratemperar
½ xícara decebolinha picada (e mais para decorar)
3 xícaras de clara de ovo ou clara de ovo de 18 ovos grandes
1 tomate médio maduro e cortado
1 xícara de molho verde de enchilada
2 colheres de sopa de coentro picado
300 grs de espinafre congelado
130 grs de chilli verde picado
    Sal natural e pimenta do reino fresca
3 colheres de sopa de água
    Spray para cozimento
1 xícara e ½ de queijo Colbyjack ralado(tipo de queijo cheddar)

Instruções

1- Na parte interior de uma assadeira de 22 X 30 cm , coloque 1/3 de molho de enchilada e pré aqueça seu formo á 350 graus .

2- Bata juntos a água, as claras e uma pitada de pimenta e sal.

3- Use spray de cozimento para levemente cobrir uma frigideira grandeantiaderente e coloque sobre o fogo médio.

4- Adicione ¼ de claras de ovos(½ xícara) e espalhe para cobrir o fundo da panela uniformemente. Cozinhe por cerca de 2 minutos até ficar pronto. Vire o ovo e cozinhe por mais 1 minuto até que esteja pronto. Coloquenum prato reservado e repita com o resto dos ovos até que todas as tortillas de ovos (aproximadamente 6) estejam cozinha e reserve .

5- Coloque uma frigideira anti aderente sobre o fogo médio e adicione óleo para aquecer. Acrescente as cebolinhas e cozinhe por 2 a 3 minutos atéficarem perfumadas (mas,não douradas).

Adicione o coentro e o tomate e tempere com sal á gosto e cozinhar mais um minuto até ficar macio.

6- Adicione o chilly verdee o espinafre e cozinhe por mais 5 minutos (tempere com a pimenta e sal á gosto).

7- Retire do fogo e adicione½ xícara de queijo Colbyjack. Misture tudo muito bem.

8- Divida o espinafre entre as tortillas de ovos(cerca de 1/3 de xícaracada) e enrole-os . Coloque-as com o lado virado para baixo emuma assadeira. Coloque por cimao restante do molho de enchilada e o queijo que sobrou e cubra-a com papel alumínio.

9- Cozinhe até o queijo desmanche e as tortillas estão quentes; por cerca de 20 a 25 minutos .

10-Sirva com cebolinhae abacate picados .

Informações nutricionais :239 calorias, 12 grs de gordura, 6 grs de carboidrato , 24 grs de proteína

Almoço

Camarão Lagostim com abobrinha

Rendimento: 4 porções

1/4 xícara de caldo de galinha
Sal natural e pimenta do reino fresca
moída para temperar
4   dentes de alho amassados
½ colher de chá deflocos de pimenta
vermelha
4   abobrinhas médias cortadas em
espirais
1/2 kg de camarão limpo e sem casca
2 colheres de sopa de queijo parmesão
fresco ralado
2 colheres de sopa de manteiga sem sal

Instruções
1- Adicione a manteiga numa frigideira
grande e aqueça em fogo médio.
2- Adicione os flocos de pimenta
vermelha , o camarão, o alho e cozinhe
enquanto você mexe ocasionalmente
por cerca de 2 a 3 minutos ou até ficar
roseado.

3- Mexa o suco de limão com o caldo de galinhae tempere com a pimenta e o sal á gosto.

4- Leve amistura para ferver e misture o macarrão de abobrinha por cerca de 1 a 2 minutos até que esteja bem incorporado.

5- Sirva imediatamente com manjericão e parmesão á gosto e aproveite!

Informações nutricionais:214.3 calorias, 5.9 grs de carboidrato, 27 grs de proteína , 8.6 grs de gordura

Jantar

Frango ao alho e limão com cozimento lento
Rendimento : 4 porções

Ingredientes

3 colheres de sopa de suco de limão
½ colher de chá de orégano
¾ xícara decaldo de galinha
2 colheres de sopa de alho amassado
1 limão fatiado
1 kg de peito de frango
½colher de chá de pimenta
½colher de chá de sal
½ colher de chá de alho em pó
1 colher de chá de manjericão

1- Misture todos os temperos numa vasilha média e esfregue esse temperoem todos os lados do peito de frango.
2- Besunte uma frigideira de óleo no fogo médio e coloque o frango. Doure-o de ambos os lados por 7 a 10 minutos.
3- Adicionecada um dos peitos de frango cozido a uma panela de cozimento

lento. Coloque uma fatia de limão em cada peito e coloque todas as fatias restante embaixo ou entre o frango.

4- Despeje o caldo de galinha dentro da panela de cozimento lento sobre o frango. Cubra e cozinha em fogo alto por 3 a 4 horas e fogo baixo por 6 a 7 horas. Sirva com algumas verduras e legumes quando estiver pronto.

Informações nutricionais: 65 calorias,1.75 grs de carboidrato , 9 grs de proteína, 1.4 grs de gordura

Dia 4

Café da manhã
Ovos com queijo
Rendimento: 4 porções

Ingredientes

¼ xícara de cebolinha picada
4   ovos
Pimenta para temperar
¼ xícara dequeijo parmesão desfiado
3 tiras de bacon cozido desintegrado

Instruções
1- Separe as gemas de ovos da claras e coloque as claras numa vasilha grande de metal e as gemas em vasilhas separadas ou dentro das cascas dos ovos.
2- Bata as claras na vasilha de metal ate formas as bolhas . Coloque o bacon, o queijo e a cebolinha cuidadosamente.
3- Usepapel manteiga para forrar uma assadeira e despeje 4 montes de claras batidas sobre ele. Faça um grande buraco no centro de cada monte usando as costas de uma colher.

4- Cozinhe por 3 minutos á 450 graus e então tire do forno.
5- Coloque uma gema em cada buraco e salpique pimenta por cima para temperar
6- Coloque de volta no forno e cozinhe por cerca de 2 a 3 minutos para ter uma gema de ovo macia.

Sirva imediatamente e aproveite!

Informações nutricionais: 161 calorias, 13.7 grs de proteína, 1.1 grs de carboidrato , 11.4 grs de gordura

Almoço
O jantar da noite anterior

Jantar
Espetos de salmãogrelhado

Dia 5
Café da manhã
Ovos com queijo

Almoço

Salada de frango picante

Rendimento: 1 porção

Ingredientes

85 grs de peito de frango sem pele e sem osso

1 xícara   de caldo verde (feito com verduras)

1 colher de sopa de cebola picada

1 xícara de alface romana

1 colher de sopa de cranberry seco

2 colheres de sopa de molho de pimenta vermelha

½ xícara de tangerina

1 colher de chá de grãos de sementes de girassol

Sal, pimenta, e alho em pó para temperar

Instruções

1- Secar o frango e tempera-lo de ambos os lados.

2- Cozinhe ou grelhe o frango ate que esteja inteiramente cozido.(temperatura interna de 165 graus)

3- Deixe o frango descansarpor no mínimo 3 minutos em cima de uma tábua de corte, eentão fatie-o em forma de bife.

4- Despeje tudonuma vasilha e regue com o molho por cima .

Informações nutricionais:286 calorias, 10.5 grs de gordura, 18 grs de carboidrato , 27.1 grs de proteína

Jantar

Almôndegas temperadas

Rendimento: 4 porções (5 almôndegas cada)

Ingredientes

Sal e pimenta para temperar

½ kg de carne moída

2 xícaras de caldo de carne com teor reduzido de sódio

½ colher de chá de pimenta da Jamaica

1 dente de alho amassado

55 grs   de cream cheese light

1 ovo grande

¼ xícara de farinha temperada

¼xícara de salsinha macerada

1 colher de chá de azeite de oliva

1 cebolapequenamacerada

1 talo de aipo macerado

Instruções

1- Aqueça o óleo numa panela fundano fogo médio.

2- Despeje as cebolas e o alho , e mexa por cerca de 4 a 5 minutos até que as cebolas estejam translúcidas. Adicione a salsinha e o aipo e cozinhe por mais 3 a 4 minutos até ficar macio. Deixe esfriar por alguns minutos.

3- Junte afarinha temperada, a pimenta, a carne moída, a mistura de cebola, o sal , a pimenta da Jamaica, e misture bem

4- Use suas mãos para moldar as almôndegas, cerca 1/8 xícara cada (você pode encher ¼ na xícara e divide a mistura em 2 partes).Coloque o caldo de carne na panela e deixe ferver.Diminua para o fogo médio e adicione gentilmente as almôndegas dentro do caldo. Cubra e deixe cozinhar por no mínimo 20 minutos.

5- Remova as almôndegas usando uma escumadeira ecoloque-as em um prato.

6- Pegue o caldo e despeje no liquidificador junto com o cream cheese até ficar leve.

7- Adicione de volta na panela e deixe cozinharpor alguns minutos até engrossar.
8- Sirva as almôndegas com o macarrão de abobrinhae despeje o molho sobre as almôndegas.
9- Decore com salsinha e sirva.

Informaçôesnutricionais:213.5 calorias, 10 grs de gordura, 25.1 grs de proteína, 7.5 grs de carboidrato

.

Dia 6

Café da manhã :Omelete de Brócolis
Rendimento : 1 porção

Ingredientes
1 fatia de queijosuiço
½ xícara de brócoliscozido
1 colher de sopa de leite
Sal e pimento fresca
2 claras de ovos
Óleo em spray

Instruções
1- *Bata as claras, o ovo, a pimenta, o sal , o leite em uma vasilha pequena.*
2- *Aqueça uma frigideira anti aderente no fogo médio e borrife o spray de óleo levemente*
3- *Adicione os ovos quando a frigideira estiver aquecida e rotacione a frigideira para cobri-la com o ovo. Reduza para o fogo baixo.*
4- *Coloque o queijo no centro dos ovos e o brócolis por cima.Uma vez que os ovos estiverem prontos, vire do outro lado e dobre para formar a sua omelete.*

Informações nutricionais:183.2 calorias, 20.6 grs de proteína, 3.8 grs de carboidrato, 8.5 grs de gordura

Almoço

Salada de Cheeseburguer

Rendimento : 6 porções

Ingredientes
¾xícara de molho ranch

Salada
24 xícaras de alface romana (4 xícaras para cada salada)
3 xícaras de tomates picados
¾xícara queijo cheddar com teor de gordura reduzido

Montagem do Hamburger
3 colheres de sopa de molho Worcestershire
½ colher de chá de sal marinho
½ kg de carne moída
Pimenta fresca moída para temperar
1 xícara de cebola amarela picada

Instruções

1- Para a montagem do hambúrguer: Adicione a carne moída junto com as cebolas e doure por 5 minutos no fogo médio.

2- Cozinhe enquanto mexepara desmanchar a carne para formar um monte.

3- Uma vez que a carne estiver dourada, transfira a carne para um escorredor na pia para drenar qualquer gordura.

4- Adicione a carne de volta na panela e mexa-a com o molho Worcestershire, a pimenta, o sal. Reduza para o fogo baixo e deixe cozinhar por uns 5 minutos enquanto você mexe frequentemente.

5- Para fazer a salada : Alinhe um prato de jantar com 4 xícaras de alface. Coloque o hambúrguer quente por cima do alface e salpique ½ xícara dos tomates . Regue –a com 2 colheres de sopa do molho ranch . Adicione 2 colheres de sopa de queijo por cima.

6- Guarde os montinhos de hambúrguer em diferentes conteiners e coloque –os no congelador para fazer mais salada de hamburguer

Informaçoes nutricionais:242 calorias, 9grs de gordura, 15grs de carboidrato,25grs deproteína

Jantar
Sobras do almoço

Dia7
Café da manhã
Omelete de enchilada com espinafre

Almoço
Salada de frango picante

Jantar

Tomates recheados com atum

Rendimento: 4porçoes

Ingredientes

Sal e pimenta

2 colheres de sopa de salsinha fresca macerada

1 colher de sopa de alcaparras lavadas e escorridas

8 tomatespequenos

10 azeitonas Kalamata sem caroço maceradas

½ colher de chá defolhas de tomilho maceradas

100 grs de atum em conserva sem o óleo

Instruções

1- Use toalhas de papel para alinhar uma assadeira e então corte uma fina fatia da parte de cima de cada tomate.

2- Escave as sementes e a polpa do tomate , deixando a concha intacta .

Coloque as conchas de tomate com o corte para o lado de baixo para drenar o líquido nas toalhas de papel.

3- Misture as azeitonas, as alcaparras, a pimenta, a salsinha, o atum, o tomilhoe o azeite de oliva e amasse os pedaços grandes.

4- Tempere a mistura com a pimenta extra e sal se quiser.

Preenche as conchas de tomate com essa mistura e sirva.

Informações nutricionais: 169 calorias, 10 grs de gordura, 13 grs proteína, 6 grs de carboidrato

Plano de refeições para a segunda semana

Dia 1

Café da manhã

Pão de micro-ondas

Rendimento : 1 porção

Ingredientes

¼ colher de chá de fermento em pó

1 ovo grande

1 colher de sopa de manteiga com sal, derretida e fria.

1 colher de sopa de farinha de coco

Instruções

1-Use um garfo para misturar os ingredientes até ficarem leves.

2-Use uma espátula para transferir a mistura para uma pequena vasilha de vidro e coloque no micro-ondas em temperatura alta por 90 segundos.

3- O pão incha enquanto está cozinhando , mas depois murcha. Parecerá um muffin quando estiver pronto e se nãoestive pronto coloque no micro-ondas por mais 30 segundos , mas cuidado para não queimar ou secar demais.

4-Use uma faca para gentilmente soltar as extremidades do pão e retirar o pão da vasilha para um prato . Corte-o em 2 partes e cubra-o com suas coberturas favoritas.Aproveite com uma xícara de café ou chá.

Informações nutricionais: 204.6 calorias, 2.7 grs de carboidrato, 17.1 grs de gordura, 7.4 grs de proteína

Almoço

Salmão comTzatziki de abacate
Rendimento: 4 porções

Ingredientes

680 grs de salmão , cortado em 4 porções

2 colheres de sopa de azeite de oliva

1 colher de chá de raspas de limão

2 colheres de sopa de suco de limão

1 colher de sopa de iogurte

1 dente de alho ralado

1 colher de chá de orégano

1 colher de chá de sal

1 colher de chá de pimenta

2 xícaras de abacate para oTzatziki

Tzatziki

1 abacate maduro amassado

2 colheres de sopa de suco de limão

1 colher de sopa de aneto/endro fresco picado

1 dente de alhoralado

½ xícara de pepinos , descascados, sem sementes, ralados e espremidos

½ xícara de iogurte grego integral
Sal e pimenta para temperar

Instruções

1-Marinar o salmão no suco de limão, óleo, iogurte, raspas de limão, orégano, alho, pimenta e sal por cerca de 20 minutos antes de colocar na assadeira.

2- Cozinhe no forno pré aquecido a 200 graus por cerca de 10 minutos até que salmão começa a formar flocos facilmente.

3- Enquanto isso, prepare otzatziki deabacate : misture todos os ingredientes do Tzatziki.

4-Uma vez queo salmão estiver pronto , sirva com o Tzatziki de abacate.

Informações nutricionais:373 calorias, 5.7 grs de carboidrato, 22.2 grs de gordura, 36 grs de proteína

Jantar

Espetos de salmão grelhado

Dia 2

Café da manhã

Cereal de coco torrado

Rendimento : 4 porções

Ingredientes

2colheres de sopa de canela

3½ xícaras de flocos de coco sem açúcar (use natural)

 4colheres de sopa de adoçante granular

2 colheres de sopa de manteiga orgânica ou ghee

Instruções

1- Pré aqueça seu forno a 280 graus e coloque os flocos de coco numa vasilha grande.

2- Misture a manteiga, o adoçante, e a canelanuma panela sobre o fogo médio e cozinhe ate obter uma mistura homogênea;

3- Coloque o molho em volta da farinha de coco e mexe para misturar.

4- Espalhe a mistura sobre um papel manteiganuma assadeira e cozinhe por 5 a 8 minutos , vire e mexa por alguns minutos pra ter certeza que não vai queimar

5- Deixe esfriar e sirva com um pouco de leite de coco ou leite de amêndoas

Informações nutricionais: 7,87 grsde carboidrato,(adicione uma conta de carboidratos para o adoçante que você usa)

Almoço

Frango com crosta de Noz Pecan

Rendimento: 7 porções

Ingredientes

½ kg depeito de frango macio sem pele , sem osso

1 colher de chá de sal

3 colheres de chá de água

2 ovos

½ colher de chá de alho em pó

1 xícara de farinha de amêndoas

¼ de colher de chá de pimenta caiena

1 xícara de nozes pecan

Instruções

1- Pré aqueça seu forno em 280 grause use alumínio para forrar uma assadeira grande.

2- Esmague e misture as nozes pecan, a pimenta,o sal, o alho em pó, a pimenta caiena, e a farinha de amêndoas tendo certeza que as nozes estão bem misturadas com todos os outros ingredientes(as nozes devem ser devidamente picadas).

3- Bata juntas a água e os ovos numa vasilha rasa e deixe ao lado da mistura de nozes .

4- Mergulhe o frango na mistura de nozes , balance pra tirar o excesso.Imerja o frango dentro da mistura dos ovos e depois na mistura de nozes.

5- Se assegure que o frango esteja inteiramente coberto com a mistura de nozes.

6-Coloque o frango coberto numa assadeirae regue de ambos os lados com o spray de cozimento, se aassegurando de que você não os encharque.nutos

7-Cozinhe ate dourar por 16 a 18 minutos

Informações nutricionais: 181.43 calorias, 16.57 grs de proteína, 2.43 grs de carboidrato

Jantar

Lasanha recheada com cogumelos
Rendimento: 4 porções

Ingredientes

3 dentes de alho picado

2 xícaras grandes de espinafre picado

1 colher de chá de azeite de oliva

1/3xícara de cebolas picadas

½xicara de molho marinara

Sal natural

¾xícara de ricota light

½ xícara de queijo parmesão ralado

½ xícara de queijo mussarela desfiado

4xícara de folhas grandes de salsinha picada

1 ovo grande

1/3xícara de pimentão vermelho picado

4topos grandes de cogumelos Portabella

Instruções

1- Pré aqueça o forno á 180 graus e use spray de óleo para untar a assadeira.

2- Removaas hastes dos cogumelos cuidadosamente e retire as guelras e então regue os topos dos cogumelos com spray de óleo e tempere com pimenta fresca e 1/8 de colher de chá de sal.

3- Coloque uma frigideira grande anti aderente sobre o fogo médio e então aqueça um pouco de óleo, pimentão, alho, e cebola e adicione 1/8 de colher de chá de sal.

4- Cozinhe por 3 a 4 minutos até amaciar, Adicione o espinafre e mexepor cerca de 1 minuto até murchar.

5- Adicione o ovo , a ricota e o queijo parmesão em uma vasilha média e misture bem. Acrescente a salsinha e os vegetais cozidos e misture

6- Use a mistura de ricota para preencher os cogumelos e salpique queijo e molho de marinara em cada cogumelo.

7- Coloque no forno e cozinhe por cerca de 20 a 25 minutos.Decore com um pouco de salsinha e sirva.

Informações nutricionais:236 calorias, 13 grs de gordura, 11.5 grs de carboidrato, 20 grs de proteína

Dia 3
Café da manhã
Omelete com enchilada e espinafre

Almoço
Jantar da noite anterior

Jantar

Peru e batata doce com chilli

Rendimento: 5 porções

Ingredientes

1 batata doce media – descascada e cortada em cubos de 3 cm
½colher de chá de cominho
sal natural para temperar
500 grs , de peru moído
1 lata de 150 grs de tomates com chilli verde
3 dentes de alho amassados
½ xícara de cebolas picadas
¼ colher de chá de chilli em pó
¼colher de chá de páprica
1 folha de louro
¾xícara de água
220 grs de molho de tomate
Coentro fresco para decorar

Instruções
1- Dourar o peru sobre o fogo médio e esmagar os pedaços , para que cozinhe

em tamanhos menores , então tempere com cominho e sal.

2- Uma vez que o peru estiver dourado e cozido, adicione o alho e as cebolase cozinhe por cerca de 3 minutos sobre o fogo médio.

3- Adicione a lata de tomates, o molho de tomate, a batata doce, o cominho, a páprica, o chilli, a água, a folha de louro e o sal.

4- Cubra e deixe ferver, enquanto você mexe frequentemente por 25 minutos sobre o fogo médio até que as batatas sejam inteiramente cozidas.

5- Adicione ¼ de água,se for necessário, tire a folha de louro, e então sirva.

Informações nutricionais: 235 calorias, 8 grs de gordura, 12 grs de carboidrato, 23 grs de proteína

Dia 4
Café da manhã
Cereal de coco torrado

Almoço
Salada de cheeseburguer

Jantar

Filé de peixe com limão

Rendimento : 4 porções

Ingredientes

4 filés(110 ou 170 grs) de linguado ou bacalhau

2 limões – um cortado no meio , outro cortado em fatias

3 colher de sopa de azeite de oliva – divida

¼ colher de chá de pimenta do reino fresca moída

¼ colher de cháde sal marinho

Instruções

1- Deixe o peixe descansar numa vasilha por 10 a 15 minutos em temperatura ambiente.

2-Esfregue uma colher de sopa de azeite de oliva e salpique um pouco de pimenta e sal de cada lado dos filés.

3- Coloque uma frigideira sobre o fogo médio e adicione 2 colheres de azeite de oliva

4- Uma vez que o óleo estiver quentee cintilante (não queimando)acrescente o peixe. Deixe cozinhar por cerca de 2 a 3 minutos de cada lado até que ambos os lados estejam cozidos e dourados.

5- Esfregue as metades do limão (as duas) sobre o peixe e então retire o peixe do fogo

6-Se um pouco do suco de limão ficar na frigideira , jogue no peixe quando for servir.Sirva o peixe com as fatias de limão.

7-Para uma refeição completa : Despeje um pouco de couve, rúcula(ou alface) no azeite de oliva, suco de limão, pimenta e sal para fazer uma salada de acompanhamento.

Informações nutricionais: 197 calorias, 12 grs de godura, 1 grs de carboidrato, 21 grs de proteína

Dia 5
Café da manhã
Pão de micro-ondas

Almoço
Jantar da noite anterior

Jantar
Frango com alho e limão em cozimento lento

Dia 6
Café da manhã
Omelete de queijo e brócolis

Almoço
Salada de frango com Vinagrete de manjericão e limão

Jantar
Salad de Halloumi grelhado

Dia 7
Café da manhã

Mini Fritatta

Rendimento: 12 porções

Ingredientes

½ colher de chá de sal
½ xícara dequeijo apimentado
10 ovos
1/3 xícarade claras de ovos ou 2 claras de ovos
¼colher de chá de pimenta
225 grs de linguiça de porco
2 xícara de pimentão vermelho e amarelo picados
½ xícara de leite
Opcional:coentro fresco picado, cebolas verdes, salsão, creme de leite

Instruções

1- Pré aqueça seu forno180 graus .

2- Aqueça uma frigideira e doure a linguiça até cozinhar por completo.

3-Retire a linguiça usando uma escumadeira e reserve.

4- Na mesma frigideira, adicione os pimentões e mexa-os até ficarem macios.

5-Bata junto o leite, os ovos, as claras , em uma vasilha grande .

6- Divida os pimentões e a linguiça numa forma de muffin(capacidade para 12 muffins).

7- Cozinhe por cerca de 25 a 30 minutos .

Informações nutricionais: 169 calorias, 11.9 grs de gordura, 2 grs de carboidrato, 11.2 grs de proteína

Almoço
Jantar da noite anterior

Jantar
Frango com crosta de nozes pecan

Conclusão

Muito Obrigado por baixar esse livro!

Espeo que agora você saiba que você realmente pode perder peso quando começa uma dieta de baixo carboidrato. Se começar é um tanto desafiador porque você está acostumado com alimentos ricos em carboidratos, você pode começar se livrando de alguns alimentos ricos em carboidratos como refrigerantes, lanches processados e açúcar.

Uma vez que você se acostumar, poderá dar uma passo mais longe.Seja paciente e persistente e você certamente perderá peso e alcançará suas metas de perda de peso.

Finalmente, se você gostou desse livro , será que você faria a gentileza de por favor deixar um comentário sobre ele ?

Clique aqui para deixar um comentário sobre esse livro!

Obrigado e boa sorte!

Parte 2

Introdução

Primeiramente gostaria de te agradecer por ter comprado este livro e que você possa achá-lo útil.

A dieta Low Carb enfatiza que as pessoas deveriam comer comidas com baixo carboidrato, alto teor de gorduras e proteínas boas. Isso também é chamado de dieta BCAG. Desde a primeira elaboração da dieta Low Carb durante os anos 1800, a ideia de diminuir a gordura corporal através de uma dieta baixa em carboidratos tem sido um pouco contestada, para dizer o mínimo. Mas isso não impediu as pessoas deprocurá-la e de tentar segui-la para atingir um estilo de vida melhor e mais saudável!

Embora os resultados e a eficácia desta forma de dieta podem variar de pessoa para pessoa, dependendo do desenvolvimento físico e metabólico, ela funciona! E não digo isso apenas da boca para fora.No momento em que este livro é escrito há mais de 20 estudos científicos bastantes aprofundados e muito vastos que suportam integralmente aquela teoria.

Dito isso, eu queroque você mantenha sua mente abertaenquantoestiver se aproximandodo regime de baixo carboidrato porque, quem sabe quais resultados você alcançará. Como dizem: não critique o que você não entende. Esta pode vir a ser a dieta que mudará sua vida.

Nos últimos anos, o conceito de dieta Low Carb tem-se ramificado em vários tipos de dietas como Paleo, Cetogênica e até mesmo Atkins. O principal foco desse livro será introduzi-lo aos fundamentos da dieta Low Carb.

No decurso deste livro, você será apresentado aos conceitos mais compartilhados e básicos da dieta Low Carb, seguido por um cardápio programado para quatro semanas e 40 receitas fáceis e deliciosas com baixo carboidrato para ajudar você a dar o ponta pé inicial no regime de baixo carboidrato!

Então, o que você encontrará nesse livro?

1. Princípios básicos da Dieta Low Carb

2. A Ciência por trás da Dieta Low Carb
3. **Os Benefícios da Dieta Low Carb**
4. Dicas para o sucesso na Dieta Low Carb
5. **Erros que devem ser evitados**
6. Alimentos que devem ser consumidos / Alimentos que não devem ser consumidos
7. **Cardápio Saudável Programado para Quatro Semanas**
8. 40 Receitas Low Carb Deliciosas e Fáceis
9. **E muito mais...**

Dentro deste livro, você irá se deparar com muitas receitas fáceis e saborosas, contendo: **café da manhã, almoço, jantar, lanches e sobremesas!**Você encontrará **carnes, aves, receitas vegetarianas, ovos, doces, etc...** Espero que você encontre seu prato favorito! Agora, vamos ao que interessa!

Capitulo 1: Entendendo a Dieta Low Carb

Permita-me começar este livro com um comentário muito positivo e comprovado.
Dieta Low Carb funciona!
Sim, você leu certo.
Até agora, há pelo menos 23 estudos científicos extensos que apoiam esse fato explicitamente. Em vários casos tem-se percebido que a aplicação adequada da dieta Low Carb pode contribuir de 2 a 3 vezes mais para a perda de peso do que as dietas com restrição de gordura do dia-a-dia. Bem, isso levanta a questão.

Qual a Ciência por trás da Dieta Low Carb e como ela pode ajudar a perder peso?
Alguém poderia pensar que entendera forma como esse processo mágicoacontece é muito complicado e desafiante.Contudo, estou inclinadoa lhe dizer que isso está longe de ser verdade.
Embora haja alguns fenômenos científicos complexos ocorrendo em nossos corpos que levam à rápida perda de peso, eles

ficam muito fáceis de entender se explicados em termos leigos.

Para fazer isso, vou dividir esses fenômenos em partes e mostrar para você como eles estão trabalhando em conjunto para a perda de peso.

Baixos níveis de insulina: sabemos que a insulina é uma substância significativapara nosso corpo. Ela é o hormônio principal no controle dos níveis de açúcar no sangue.

Não obstante, outra função primordial da insulina, além de controlar os níveis de açúcar, é dizer ao corpo a quantidade de células de gordura que devem ser armazenadas e quantas que devem ser eliminadas.

Em outras palavras, a insulina gerenciadois processos: produzindo gordura através da lipogênese, e ao mesmo tempo, ela inibe a lipólise,que é a queima de gordura.

A dieta Low Carb ajuda a abaixar os níveis de insulina do corpo. O gráfico abaixo mostra perfeitamente a correlação entre os dois.

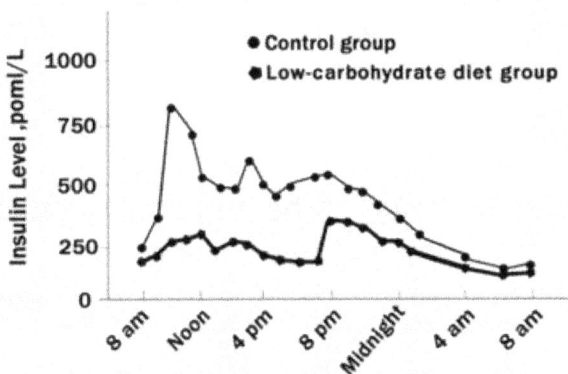

A diminuição do nível de insulina, por sua vez, ajuda a prevenir a lipogênese e possibilita que a lipólise tome espaço, aumentando então, a queima de gordura.

Rápida perda de peso pela redução de líquido: quando uma pessoa segue a dieta Low Carb, ela tende a perder muito peso durante as primeiras duas semanas.

O segredo por trás disso está na perda de líquido.

Eu afirmei que a dieta Low Carb influencia a diminuição da insulina, certo?Quando a insulina é reduzida, os rins começam a eliminar o excesso de sódio do nosso corpo. O que causa uma diminuição na pressão arterial. Isto, por sua vez, ajuda o corpo a se prevenir do armazenamento de carboidratos na forma de glicogênio. Uma vez reduzidos os níveis de carboidratos/glicogênio do nosso corpo, os níveis de líquido diminuem também, já que o glicogênio é uma substância química que liga a água aos músculos.

Uma dieta baixa em carboidratos, mas rica em proteínas: até agora, a maioria dos estudos demonstraram que sempre que um grupo inicia sua jornada na dieta Low Carb, a ingestão de proteína aumenta.

Como isso pode ajudar?

Proteína reduz o apetite e melhora o metabolismo. Isto ajuda as pessoas a ficarem com mais energia durante o dia, sem necessidade de comer constantemente. Isso permite ao corpo manter sua massa muscular e prevenir o aumento de calorias.

Processo metabólico otimizado: embora essa seja uma alegação controversa, ainda é comprovado que seguir a dieta Low Carb permite ao corpo aumentar seus níveis de energia.Isso, por sua vez, o ajuda a perder mais peso também.

Junk Food nunca mais:este talvez seja o maior desafio de entrar na dieta Low Carb. É necessário eliminar as comidas não saudáveis.

Deste modo, comidas açucaradas, ricas em carboidratos, ricas em lactose, bebidas artificiais, calorias vazias e comidas processadas estão fora do cardápio.

Vamos tirar um momento para estudar a história da dieta Low Carb. Quero dizer, você saberia um pouco sobre onde está se metendo?

Uma breve história sobre a dieta Low Carb

A maioria das pessoas pensa que a ideia de dieta Low Carb iniciou através de publicação do Dr. Atkins. Elas estão erradas. A ideia de dieta baixa em carboidratos começou com um estudo de um caso de aproximadamente 140 anos atrásdeum agente funerário londrino.

O agente funerário em questão era chamado Sr. Banting. Em 1862, tinha 66 anos, pesava 91 quilos, medindo 1,65m de altura.

O problema com Sr. Banting era obesidade. Tanto que ele nem era capaz de amarrarseus próprios cadarços. Sua obesidade era tão severa que ele começou a ter problemas de audição, pois, a gordura começou a cobrir seus lóbulos auditivos.

Ele achou que estava ficando surdo, e foi ao cirurgião otorrino chamado Dr. William Harvey, que imediatamente detectou o problema.

Sua prescrição não incluía medicação alguma. Ao contrário, ele o restringiu a um tipo particular de dieta, a qual cortava açúcar, amido, batatas, e até mesmo cerveja!

Ele tinha permissão para consumir peixes, carnes, vinho, e legumes, e torradas ocasionalmente.

Para ser exato, as refeições que constituíam seu regime eram:

- Cento e setenta gramas de carne (ave, peixe, carne de veado, carne de boi, etc.).
- Pudim de frutas.
- Legumes, exceto batatas.
- Uma taça de vinho, no jantar.
- Chá, sem açúcar, à vontade.

Nem preciso dizer que a dieta fez maravilhas com ele, e sua dificuldade para ouvir desapareceu.

Isso inspirou o doutor a pesquisar e a escrever um livro sobre a dieta Low Carb, o qual concebeu o conceito desse regime.

Depois disso, muitos cientistas exploraram a dieta Low Carb. Mas, talvez o maior salto fora o do Dr. Atkins, que trouxe a Dieta Atkins.

A dieta Atikins tornou-se um método popular para perda de peso, estabelecida pelo cardiologista Robert C. Atkins em

1972. O objetivo fundamental dessa dieta era a diminuição da ingestão de carboidratos, enquanto aumentava a ênfasenas gorduras e proteínas.

Pouco tempo depois, a dieta Low Carb experienciou um aumento na sua popularidade, e as pessoas tornaram-se mais interessadas em praticá-la.

Eventualmente houve múltiplas variações da Dieta Low Carb, incluindo dietas com restrições específicas como a Cetogênica e a Atikins.

Este livro, todavia, focará no conceito mais longevo da dieta Low Carb, aquele estabelecido pelo Dr. William Harvey.

Capitulo 2: Vivendo mais e com saúde com a Dieta Low Carb

Bem, agora você sabe um pouco mais sobre a dieta que pretende seguir. Vamos analisar os benefícios elementares que você irá experienciar na dieta Low Carb.

Benefícios da dieta Low Carb para a saúde

É evidente que quando se começa qualquer novo regime, você deve consultar seu médico para discutir quaisquer mudanças que você pretende fazer na sua alimentação ou estilo de vida. Este livro pretende orientar as pessoas sobre como elas devem iniciar a dieta Low Carb.

Pode haver efeitos adversos para sua saúde se você não considerar a indisposição como parte da mudança de dieta. Este regimenão pretende ser a cura para qualquer doença, mas ela pode ajudar a reduzir alguns sintomas. Abaixo estão alguns benefícios que você ganhará por seguir a dieta Low Carb.

- Pode ajudar a perder peso, reduzir a obesidade, e melhorar o estilo de vida.
- Pode reduzir sintomas associados à epilepsia.
- Pode reduzir problemas de refluxo-ácido.
- Pode melhorar a aparência da pele e reduzir a acne.
- Perda de peso. Reduzindo assim a pressão sobre os vasos sanguíneos possibilitando um fluxo mais livre do sangue, o que por sua vez reduz os casos de dores de cabeça.
- Pode reduzir sintomas relacionados a problemas cardiovasculares.
- Pode reduzir as chances de desenvolvimento de câncer.
- Pode contribuir para a estabilidade dos níveis de estrogênio e progesterona.
- Pode reduzir os níveis de triglicérides.
- Pode reduzir os níveis de lipoproteínas de alta densidade (colesterol)Pode reduzir os níveis de açúcar e insulina em pessoas afetadas pela diabetes, ou prevenir seu desenvolvimento.

Dicas para ter sucesso na dieta Low Carb

- Certifique-se de que você sabe qual tipo de alimento você está ingerindo e como ele funciona nas diferentes fases da dieta Low Carb.
- Experimente e perceba qual a rotina Low Carb que lhe agrada.
- Continue atento sobre seus carboidratos.
- Seja consciente e sensato quando ao selecionar suas porções.
- Certifique-se de que você não está passando fome! Coma porções menores e pouco carboidrato.
- Toda refeição deve ter proteína.
- Tente optar por comidas feitas com gorduras naturais.
- Fique longe do açúcar.
- Coma muitos legumes.
- Certifique-se de beber muita água.
- Às vezes ingira suplementos vitamínicos, eles podem ajudar a aumentar sua imunidade e garantir que você não tenha nenhuma carência vitamínica.

- A dieta sozinha não vai te dar o corpo que deseja. Inclua algum tipo de atividade física na sua rotina diária.
- Certifique-se de acompanhar sua taxa de sucesso, isso encorajará você a continuar seguindo em frente.

Errospara evitar enquanto estiver na dieta Low Carb

- Certifique-se de que quando estiver contando seus carboidratos você estará englobando o total deles, ao invés de contar apenas os carboidratos sem a fibra.
- Certifique-se de não deixar os legumes de fora.
- Não se furte de beber água, beba no mínimo 8 copos por dia.
- Não corte o sal totalmente. Um pouco de sal nunca faz mal.
- Não evite as proteínas, cada refeição deve ter entre 110 e 170 gramas delas.
- Você vai precisar de gorduras boas na sua dieta para estimular a queima das gorduras ruins no seu corpo.

- Não manter um registro do seu progresso.

Como iniciar sua dieta Low Carb

Se você decidiu seguir a dieta Low Carb, você pode estar entusiasmado para ir direto para o programa de refeições e começar sua dieta!

Mas, antes de você ir caçar tubarão, é melhor aprendera caçar atum. O que eu quero dizer com isso, é que você deve começar dando alguns pequenos passos para sua mudança de hábitos alimentares antes de encarar o regime integralmente.

A melhor forma de começaré mudando uma refeição por vez, de outra forma, isso pode ser muito penoso.

Comece cortando a ingestão de carboidratos do seu café da manhã, por uma semana. Então, reduza os carboidratos ingeridos no almoço, por uma semana. Depois os reduza do jantar, também por uma semana. Procure lanchinhos alternativos com baixo teor de carboidratos conjuntamente.

Uma vez que você estiver familiarizado com esse estilo de alimentação, você poderá começar a seguir o programa.

As cinco coisas que você precisa manter em mente quando começar sua jornada são:

- Cortar a ingestão de refrigerantes e bebidas doces.
- Não cair nos prazeres dos doces.
- Evitar bolos e biscoitos.
- Evitar cereais açucarados e processados.
- Evitar farinhas e açúcares processados.

Capitulo 3: Alimentação na dieta Low Carb

Detalhes à parte, você deve ter um entendimento melhor sobre quais alimentos são permitidos comer e aqueles que não são.

Alimentos para evitar

- Bebidas açucaradas: como suco de frutas, refrigerantes, qualquer bebida com açúcar.
- Grãos como centeio, cevada e trigo.
- Óleos de milho, soja, de semente de algodão.
- Alimentos que contenham ingredientes hidrogenados.
- Alimentos com a indicação de "Diet" no rótulo.
- Legumes com alto teor de carboidratos como a cenoura e o nabo. (Estes devem ser evitados durante a fase inicial).
- Amidos, como batata, por exemplo. (Este deve ser evitado na fase inicial).

- Leguminosas como feijões e lentilhas. (Estes devem ser evitados durante a fase inicial).

Alimentos que você pode consumir

- Carnes como de porco, boi, frango, cordeiro, e bacon.
- Peixes gordos como a truta, tilápia, salmão.
- Ovos, que são ricos em ômega 3.
- Vegetais com baixo teor de carboidratos como espinafre, couve, aspargos.
- Laticínios gordos como manteiga, nata, iogurte.
- Nozes e sementes como macadâmia, amêndoas, sementes de girassol, semente de abóbora e quaisquer outras nozes com baixo teor de gordura.
- Gorduras saudáveis como azeite de oliva extravirgem, óleo de abacate, e óleo de coco.

Abaixo você encontrará algumas ideias de comidas e ingredientes para adquirir nesse novo estilo de vida que você está embarcando.

- Legumes frescos.
- Frutas como frutas vermelhas, banana, maçã, abacaxi, etc.
- Saladas.
- Diversos tipos de carnes.
- Bacon, exceto quando feito com açúcar.
- Peito e pé de frango.
- Salsichas.
- Carne moída.
- Peixes como pargo, salmão, mexilhão, atum, etc.
- Ovos.
- Queijos.
- Nata.
- Iogurte integral.
- Cream Cheese integral.
- Creme de leite.
- Queijo Feta.
- Queijo Haloumi.

- Óleo de abacate.
- Azeite de oliva.
- Manteiga.
- Óleo de coco.
- Óleo de Macadâmia.
- Azeitonas.
- Tomates enlatados.
- Nozes, sementes.
- Farinha de amêndoas.
- Farinha de coco.
- Stevia.
- Cacau.
- Farinha de coco sem açúcar.
- Geleia sem açúcar.
- Farelo de amêndoa.
- Sal Rosa do Himalia.
- Ervas e especiarias.
- Ervas frescas.
- Vinagre.
- Maionese com gordura saldável.

Capítulo 4: Deliciosos cafés da manhã

Mingau Cremoso de Coco

(Temo de preparo: 15 min.\Porções: 1)

Ingredientes:
- 1 colher de chá de manteiga
- 1 ovo
- 1 colher sopa de farinha de coco
- Uma pitada de psyllium em pó
- Pitada de sal

Modo de preparo:
1) Em uma panela pequena derreta a manteiga.
2) Adicione a farinha de coco, psyllium em pó, a pitada de sal. Mistura tudo.
3) Cozinhe por 2 a 4 minutos até chegar a consistência desejada.
4) Coloque em uma tigela e cubra com creme de coco, e frutas vermelhas frescas.

Valor Nutricional
- Calorias: 322

- Colesterol: 124g
- Carboidratos: 5g
- Fibra: 4,2g

Ovos mexidos

(Tempo de preparo: 10 minutos\ Porção: 1)

Ingredientes:
- 3 ovos grandes
- 2 colheres de chá de manteiga
- Sal e pimenta moída à gosto
- Decore com cebolinha

Modo de Preparo
1) Em uma vasilha quebre os três ovos.
2) Bata-os até que fique com uma aparência amarela. Salpique o sal e a pimenta.
3) Em uma frigideira média, em fogo médio, derreta a manteiga.
4) Coloque os ovos batidos.
5) Usando uma espátula, mexa os ovos constantemente até que formem uma textura cremosa.
6) Ponha em um prato e sirva imediatamente. Opcionalmente: decore com cebolinha.

Valor Nutricional

- Calorias: 317
- Colesterol: 26g
- Carboidratos: 1g
- Proteína: 19g

Panqueca de Coco

(Tempo de preparo: 35\ Porção: 4)

Ingredientes:
- 6 ovos
- ½ copo de farinha de coco
- ¾ de copo de leite de coco
- 2 colheres de sopa de óleo de coco (estado líquido)
- 1 colher de chá de fermento em pó
- Pitada de sal
- 1 a 2 colheres de chá de manteiga
- Frutas vermelhas

Modo de Preparo
1) Você precisará de duas tigelas. Separe as claras das gemas.
2) Bata as claras em neve até o ponto de picos moles.
3) Na outra tigela adicione o óleo e o leite de coco às gemas. Misture bem.
4) Nesta mesma tigela, acrescente a farinha, o fermento em pó e o sal. Misture até ficar homogêneo.

5) Junte as claras em neve à massa e deixe descansar por 5 minutos.
6) Em uma frigideira grande, derreta a manteiga. Usando um pegador de sorvete retire uma porção e coloque na frigideira.
7) Frite por 1 ou 2 minutos até que se forme bolhas em cima. Vire, e frite do outro lado.
8) Sirva em seguida. Com frutas vermelhas frescas por cima.

Valor Nutricional
- Calorias: 259
- Colesterol: 15g
- Carboidratos: 6g
- Proteína: 4g

Ovos Devilados

(Tempo de Preparo: 15 minutos\ Porções: 4)

Ingredientes:
- 8 ovos
- ¼ de copo de maionese
- Cebolinha para decorar

Modo de Preparo
1) Em uma panela, coloque os ovos.
2) Coloque água até cobri-los.
3) Leve ao fogo para ferver.
4) Ferva por 10 minutos. Apague o fogo. Deixe a panela esfriar por 10 minutos.
5) Jogue a água fora. E deixe água fria correr sobre os ovos. Descasque-os e lave-os com água limpa e fria.
6) Corte os ovos ao meio. Coloque as gemas em uma vasilha. Corte-as ao meio. Deixe esfriar por dez minutos.
7) Amasse as gemas. Adicione maionese. Misture bem.
8) Com uma colher, preencha as claras com essa mistura.
9) Cubra com cebolinha.

10) Sirva em seguida ou resfrie até a
hora de servir.

Valor Nutricional

- Calorias: 109
- Colesterol: 7g
- Carboidratos: 4g
- Proteína: 9g

Wrap de Alface com Carne

(Tempo de Preparo: 4 min.\Porção: 4)

Ingredientes:
- 3 folhas grandes de alface da sua escolha
- Carne magra, da sua escolha, em cubos
- ¼ de copo de queijo cheddar, tempo de maturação médio ou longo, ralado
- ½ abacate em cubos
- Molho leve de vinagrete
- 1 tomate em cubos

Modo de Preparo
1) Em uma panela, coloque os ovos.
2) Em uma vasilha média, misture a carne, o abacate, o queijo e o tomate.
3) Coloque o molho. Mexa até que todos os ingredientes estejam temperados.
4) Lave a alface.
5) Recheie as folhas de alface.
- Sirva imediatamente.

Valor Nutricional
- Calorias: 262
- Colesterol: 12g
- Carboidratos: 10g

- Proteína: 14g

Muffins de Ovos

(Tempo de Preparo: 25 minutos\ Porção: 4)

Ingredientes:
- 6 ovos
- 1 a 2 cebolas, em fatias finas
- 4 a 8 fatias de bacon fritas
- ½ copo de queijo ralado
- 1 Colher de sopa de salsa
- Pitada de sal e pimenta moída
- Forma de Muffin
- Óleo para untar as formas

Modo de Preparo
1) Pré-aqueça o forno a 190°.
2) Pique o bacon frito e a cebola.
3) Em uma tigela grande, quebre os ovos. Adicione o sal, a pimenta, a salsa, o bacon e a cebola refogados. Misture tudo.
4) Coloque a mistura nas formas, até ¾.
5) Asse de 15 a 20 minutos, ou até ficar dourados.
6) Sirva em seguida.

Valor Nutricional

- Calorias: 92
- Colesterol: 5g
- Carboidratos: 7g
- Proteína: 4g

Waffles de Banana

(Tempo de Preparo: 30 min.\ Porção: 8)

Ingredientes:
- 2 bananas maduras amassadas
- 4 ovos
- ¼ de copo de lite de amêndoas
- ½ colher de chá de extrato de baunilha
- 1 colher de psyllium em pó ou 1 colher de sopa de farinha de amêndoas
- 1 colher de chá de fermento em pó
- 1 colher de chá de canela
- Óleo de coco ou manteiga para untar a máquina de waffles.

Modo de Preparo
1) Em uma tigela média misture os ingredientes secos.
2) Adiciona as bananas amassadas.
3) Pré-aqueça sua máquina de waffles. Unte com óleo ou manteiga. Coloque a massa até um pouco antes de chegar à borda do grill. Feche e asse de 3 a 5 minutos, ou até ficar dourado.
4) Sirva imediatamente. Cubra com frutas vermelhas frescas.

Valor Nutricional

- Calorias: 120
- Colesterol: 7g
- Carboidratos: 15g
- Proteína: 2g

Picadinho de Berinjela com Ovos

(Tempo de Preparo: 20 minutos\ Porção: 4)

Ingredientes:
- 4 a 8 ovos
- 1 berinjela pequena
- 2 colheres de sopa de azeite sem sabor, à sua escolha
- ¼ de copo de queijo mussarela em cubos
- ½ cebola em cubos
- 2 colheres de sopa de manteiga
- 8 a 10 tomates cereja cortados ao meio
- 1 colher de sopa de vinagre
- Molho inglês para decorar

Modo de Preparo
1) Corte a berinjela, a cebola e o queijo em cubos.
2) Em uma frigideira grande aqueça o óleo. Adicione a cebola e refogue-a por 2 minutos.
3) Adicione a berinjela. Cozinhe por 5 minutos, até que seja possível cortá-la com o garfo.

4) Tempere com sal e pimenta. Adicione os tomates cereja.
5) Passe o refogado para uma panela média com 6 copos de água e 1 colher de sopa de vinagre. Coloque um ovo por vez. Cozinhe até a consistência desejada.
6) Adicione os cubos de queijo à berinjela assim como os ovos cozidos.
7) Arrume a berinjela. Cubra-a com os ovos. Decore com molho inglês.

Valor Nutricional
- Calorias: 280
- Colesterol: 27g
- Carboidratos: 7g
- Proteína: 12g

Capítulo 5: Almoços apetitosos

Lombo com Queijo Azul

*(Tempo de Preparo: 1 hora e 30 min.\
Porção: 8)*

Ingredientes:
- 1kg de lombo (peça inteira)
- ½ taça de vinho tinto
- ½ copo de molho teriyake
- 2 dentes de alho picados
- ½ copo de queijo azul em cubos
- 1/3 de copo de creme de leite
- 1 ½ copo de molho inglês

Modo de Preparo
1) Em uma tigela, junte o vinho tinto, o molho teriyake e o alho.
2) Ponha o lombo em uma assadeira. Coloque a marinada sobre a carne, vire-a para que a marinada tome toda a peça.
3) Cubra a assadeira. Deixe na geladeira por 30 minutos.
4) Pré-aqueça o forno a 230°.

5) Remova a cobertura da assadeira. Coloque-a no forno. Asse a 230° por 15 minutos.

6) Abaixe a temperatura do forno para 190°. Asse de 30 a 40 minutos.

7) Tire o lombo do forno. Coloque em uma travessa. Deixe descansar por 10 minutos.

8) Coloque a assadeira na temperatura ambiente para reduzir o calor. Adicione queijo azul, maionese, creme de leite, e molho inglês. Misture tudo até ficar homogêneo e aveludado.

9) Corte o lombo. Arrume em uma assadeira. Passe o molho de queijo sobre o pedaço.

10) Sirva acompanhado de arroz branco ou integral, e salada.

Valor Nutricional
- Calorias: 219
- Colesterol: 8,3g
- Carboidratos: 1g
- Proteína: 32g

Rabadade boi suculenta com Molho

(Tempo de preparo: 3 horas e 30 minutos\ Porção: 6)

Ingredientes:
- 1kg de rabobovinocortado em pedaços
- 1 dente de alho amassado
- 1 cebola picada
- 1 colher de sopa de tempero grego
- 1 colher de chá de sal temperado
- 2 colheres de sopa de gordura de bacon
- 2 colheres de sopa de farinha
- Molho inglês
- Pitada de sal e pimenta moída
- Pitada de alho em pó

Modo de Preparo
1) Em uma panela grande, aqueça o óleo. Adicione a cebola picada. Refogue por 2 minutos. Adicione o alho amassado. Frite por 1 minuto.
2) Coloque os pedaços do rabo bovino na panela. Sele de todos os lados.

3) Adicione o sal, a pimenta, e o tempero grego.
4) Coloque água até cobrir a carne.
5) Deixe ferver. Abaixe o fogo. Tampe e cozinhe por 3 horas.
6) Retire do fogo. Separe 2 copos do caldo.
7) Usando a mesma panela, em fogo alto, adicione a farinha e cozinha de 1 a 2 minutos, mexendo constantemente, acrescente um pouco do caldo, continue mexendo até ficar homogêneo. Coloque o restante do caldo.
8) Coloque a rabada no molho. Cozinhe por 5 minutos em fogo baixo.
9) Sirva em seguida acompanhado de uma salda ou de batatas.

Valor Nutricional
- Calorias: 234
- Colesterol: 35g
- Carboidratos: 15g
- Proteína: 24g

Salmão Pranchado no Cedro

(Tempo de Preparo: 40 minutos\ Porção: 6)

Ingredientes:

- Prancha de cedro de 60x20x2,5 cm não tratada
- 6 postas de salmão de 170g, com pele
- ½ copo de azeite sem sabor, à sua escolha
- 1 cebola vermelha grande fatiada
- 1 limão fatiado
- ½ colher de sopa de pimenta moída

Modo de Preparo

1) Deixe a prancha de cedro de molho na água por toda a noite.
2) Pré-aqueça sua churrasqueira com fogo alto.
3) Coloque a prancha sobre a grelha. Salpique sal.
4) Tampe a grelha e aqueça a prancha de 2 a 3 minutos.
5) Reduza a temperatura para fogo médio.
6) Esfregue o salmão com o azeite e coloque-o na prancha.

7) Moa pimenta por cima do salmão e cubra-o com as fatias de cebola e limão.

8) Tampe a grelha. Asse o salmão de 10 a 12 minutos, até que ele fique escamoso.

9) Sirva em seguida. Sirva com arroz branco ou integral, e salada.

Valor Nutricional

- Calorias: 241
- Colesterol: 11g
- Carboidratos: 0g
- Proteína: 34g

Camarão marinado

(Tempo de Preparo: 40 min\ Porção: 6)

Ingredientes:
- 900g de camarão fresco limpo
- ¼ de xícara de salsa fresca picada
- Suco de 1 limão
- 2 colheres de sopa de molho de pimenta
- 3 dentes de alho amassados
- 1 colher de sopa de extrato de tomate
- 2 colheres de chá de orégano desidratado
- 1 colher de chá de sal
- 1 colher de chá de pimenta moída
- Óleo para o grill

Modo de Preparo
1) Lave os camarões e seque.
2) Misture todos os ingredientes em um saco plástico grande. Mexa a sacola até que todos eles se agreguem.
3) Adicione os camarões. Apalpe a sacola para que o tempero tome todo o camarão.

4) Coloque na geladeira. Deixe marinar por 2 horas.
5) Depois de 2 horas, coloque os camarões no espeto. Descarte o restante da marinada.
6) Pré-aqueça o grill entre o fogo médio e baixo.
7) Unte-o. Coloque os espetos e asse os camarões por 5 minutos cada lado.
8) Sirva em seguida, acompanhado por salada.

Valor Nutricional

- Calorias: 236
- Colesterol: 12g
- Carboidratos: 15g
- Proteína: 9g

Hambúrguer de Cogumelo Portobello

(Tempo de Preparo: 35 min\Porção: 4)

Ingredientes:
- 4 chapéus de cogumelo Portobello3
- ¼ de copo de vinagre balsâmico
- 2 colheres de sopa de azeite sem sabor, da sua escolha
- 1 colher de chá de manjericão desidratado
- 1 colher de chá de orégano desidratado
- 1 dente de alho amassado
- 1 pitada de sal e pimenta moída
- 4 fatias de queijo provolone
- 4 pães integrais

Modo de Preparo
1) Lave os chapéus do cogumelo e seque.
2) Em recipiente pequeno, junte o vinagre, o manjericão, o orégano, o alho, o sal e a pimenta.
3) Ponha a mistura sobre os cogumelos.
4) Deixe marinar nesse molho por quinze minutos, virando os cogumelos a cada 5 minutos.
5) Pré-aqueça seu grill em fogo médio.

6) Unte o grill com óleo.

7) Coloque os cogumelos. Separando a marinada para pincelar.

8) Asse de 5 a 8 minutos de cada lado pincelando a marinada.

9) Coloque os pães no grill, em fogo baixo.

10) Quando faltar um minuto, cubra os cogumelos com queijo.

11) Sirva quente, acompanhado com salada.

Valor Nutricional

- Calorias: 203
- Colesterol: 14g
- Carboidratos: 9,8g
- Proteína: 10,3g

Mexido de Tofu

(Tempo de Preparo: 25 min\ Porção: 4)

Ingredientes:
- 340g de tofu picado
- 1 colher de sopa de azeite sem sabor
- 2 cebolinhas picadas
- 1 tomate grande, sem pele e picado
- 1 pitada de açafrão
- 1 pitada de sal e pimenta moída
- Queijo cheddar para decorar

Modo de Preparo
1) Em uma frigideira média, aqueça o óleo sob fogo médio.
2) Coloque a cebolinha e refogue por 1 minuto.
3) Junte os tomates e o tofu picado.
4) Tempere com açafrão, sal e pimenta.
5) Tampe e abaixe o fogo. Cozinhe até que o tofu esteja macio.
6) Sirva em seguida. Decorado com queijo cheddar.

Valor Nutricional
- Calorias: 190
- Colesterol: 11,5g

- Carboidratos: 9,7g
- Proteína: 12g

Tilápia grelhada com Queijo Parmesão

(Tempo de Preparo: 25 minutos\ Porção: 8)

Ingredientes:
- 900g de filé de tilápia
- ½ copo de queijo parmesão
- ¼ copo de manteiga
- 1 colher de sopa de sumo de limão
- 3 colheres de sopa de maionese
- 2 colheres de sopa de pimenta moída na hora
- 1/8 de colher de chá de cebola em pó
- 1/8 de colher de chá de sal de aipo

Modo de Preparo
1) Lave a tilápia e seque. Tempere com o sal, a pimenta, a cebola em pó, sal de aipo.
2) Em um pequeno recipiente, junte o queijo parmesão, a manteiga, a maionese e o sumo de limão.
3) Pré-aqueça a grelha.
4) Arrume os filés pela assadeira.
5) Asse à alguns centímetros do calor por 3 minutos, vire-os e asse por 2 minutos.

6) Retire os filés, coloque o queijo parmesão.
7) Coloque novamente no forno e asse por 2 minutos, até ficar dourado em cima.
8) Sirva imediatamente, acompanhado com arroz branco ou integral e salada.

Valor Nutricional

- Calorias: 224
- Colesterol: 12g
- Carboidratos: 0,8g
- Proteína: 25,4

Etouffé de Camarão

(Tempo de Preparo: 2 horas 15 min\ Porção: 10)

Ingredientes:
- 2.2kg de camarão fresco, limpo e sem cauda
- 1 copo de manteiga
- 2 cebolas grandes picadas
- 6 talos de aipo picados
- 3 dentes de alho amassados
- 4 colheres de sopa de farinha
- 2 e ¼ copos de água
- 3 colheres de sopa de páprica
- Pitada de sal e pimenta moída
- Pitada de pimenta em flocos

Modo de Preparo
1) Lave os camarões e seque.
2) Em uma frigideira grande, derreta a manteiga.
3) Adicione a cebola, o alho e o aipo. Refogue por 5 minutos.
4) Adicione os camarões cozinhe por 5 minutos ou até que fiquem rosados.

5) Em um copo pequeno misture a farinha com ¼ de copo de água. Mexa até formar uma pasta (um agente espessante). Reserve.

6) Coloque 2 copos de água na frigideira. Misture a páprica, o sal, a pimenta e a pimenta em flocos. Mexa bem.

7) Acrescente a o agente espessante e cozinhe por 5 minutos, até engrossar.

8) Sirva imediatamente acompanhado com arroz branco ou integral e salada.

Valor Nutricional

- Calorias: 205
- Colesterol: 11g
- Carboidratos: 3,9g
- Proteína: 22,9g

Capítulo 6: Jatares de dar água na boca

Patê de Legumes

(Tempo de Preparo: 2 horas e 19 min\ Porção: 10)

Ingredientes:

- 220g de cream cheese, temperatura ambiente
- 1 ½ copo de cenoura ralada
- 1 ½ copo de abobrinha ralada
- 1 ½ colher de sopa de salsa fresca picada
- ½ colher de chá de alho em pó
- Pitada de sal e pimenta moída
- Pitada de páprica
- Pitada de pasta de alho com sal

Modo de Preparo

1) Em uma tigela de tamanho médio, misture cream cheese até que fique homogêneo.
2) Adicione a abobrinha, a cenoura, o alho em pó, a salsa, a páprica, a pimenta e a pasta de alho com sal.
3) Tampe. Coloque na geladeira e deixe esfriar por 30 minutos.

4) Sirva como acompanhamento no jantar ou passe no seu sanduíche favorito.

Valor Nutricional

- Calorias: 42
- Colesterol: 3,9g
- Carboidratos: 0,9g
- Proteína: 1g

Omelete de Zoodles

(Tempo de Preparo: 25 min\ Porção: 2)

Ingredientes:
- 1 abóbora amarela
- 1 colher de sopa de manteiga
- ¼ de copo de espinafre fresco
- 2 colheres de sopa de coentro fresco picado
- 2 ovos
- ¼ de copo de leite
- ¼ de copo de queijo mussarela ralado
- Pitada de sal e pimenta moída

Modo de Preparo
1) Retire as pontas e as sementes da abóbora.
2) Descasque a abóbora completamente e corte-a ao meio.
3) Arrume o primeiro pedaço no espiralizador. E corte o legume em espiral.
4) Esquente uma frigideira grande em fogo médio. Derreta a manteiga.
5) Coloque o zoodles, o coentro e o espinafre.

6) Cozinhe de 5 a 7 minutos, até ficarem macios.
7) Em um recipiente pequeno, misture os ovos e o leite.
8) Coloque sobre o preparado de abóbora. Mexa até que toda a abóbora seja coberta.
9) Cozinhe até que os ovos fiquem levemente firmes, aproximadamente 5 minutos.
10) Polvilhe o queijo mussarela sobre a omelete e deixe no fogo até que o queijo derreta.
11) Sirva em seguida.

Valor Nutricional
- Calorias: 176
- Colesterol: 12,7g
- Carboidratos: 6,2g
- Proteína: 10,2g

Salada de Frango ao Curry

(Tempo de Preparo: 25 min\ Porção: 8)

Ingredientes:

- 4 peitos de frango, sem pele e sem ossos
- 1 colher de chá de azeite sem sabor, da sua escolha
- ¼ de copo de passas douradas
- 1/3 de copo de uvas verdes sem sementes
- ½ copo de nozes picadas tostadas
- 1/8 de colher de chá de pimenta moída
- ½ colher de chá de curry
- 1 talo de aipo picado
- ½ cebola branca picada
- 1 maçã verde pequena, sem pele em cubo
- ¾ de copo demaionese
- ¼ copo de vinho branco

Modo de Preparo

1) Lave os peitos de frango e seque.
2) Em uma frigideira grande, aqueça o óleo. Tempere o frango com sal e pimenta e frite. Depois de pronto, corte-o em cubos. Leve para esfriar na

geladeira enquanto você prepara o restante do prato.

3) Em uma tigela grande, junte a cebola, o aipo, a maçã, as passas, a pimenta, as nozes, o curry, o vinho branco e a maionese. Misture tudo.

4) Adicione o peito de frango e misture para agrega-lo completamente ao molho.

5) Sirva imediatamente.

Valor Nutricional

- Calorias: 306
- Colesterol: 23g
- Carboidratos: 11,5g
- Proteína: 15g

Frango ao Alho

(Tempo de Preparo: 55 min\ Porção: 2)

Ingredientes:
- 2 coxas e 2 sobrecoxas de frango
- 1 ovo
- ¼ de copo de óleo sem sabor, da sua escolha
- 2 dentes de alho esmagados
- ¼ de copo de migalhas de pão italiano
- ¼ de copo de queijo parmesão ralado
- 6 a 8 tomates cereja cortados ao meio

Modo de Preparo
1) Lave o frango e seque.
2) Pré-aqueça o forno a 220°.
3) Em uma frigideira grande, aqueça o óleo.
4) Você precisará de 2 tigelas. Uma para os ovos e outra para as migalhas.
5) Passe o frango nos ovos primeiro, depois nas migalhas.
6) Frite o frango no óleo de 4 a 6 minutos cada lado.
7) Coloque o frango em uma assadeira rasa. Polvilhe o queijo parmesão sobre

o frango. Coloque os tomates na assadeira, regue-os com azeite.

8) Asse de 30 a 35 minutos.

9) Sirva em seguida acompanhado com uma massa integral e salada.

Valor Nutricional

- Calorias: 300
- Colesterol: 16g
- Carboidratos: 5,7g
- Proteína: 30g

Costela Assada

(Tempo de Preparo: 2 horas\ Porção: 4)

Ingredientes:
- 1.1kg de costela de porco estilo country
- 1 colher de sopa de alho em pó
- 1 colher de chá de pimenta moída
- 2 colheres de sopa de sal
- 1 copo de molho barbecue

Modo de Preparo

1) Pode ser mais fácil cortar a costela em porções. Lave-a e seque.
2) Coloque a costela em uma panela e ponha água até cobrir a carne.
3) Coloque os temperos: sal, pimenta e alho em pó.
4) Leve a panela ao fogo. Quando começar a ferver, tampe e cozinhe a costela até que fique macia, aproximadamente 45 minutos.
5) Pré-aqueça o forno a 160°
6) Retire a costela da panela, coloque-a em uma assadeira rasa.
7) Passe o molho barbecue, vire-a, e passe mais molho.

8) Cubra com papel alumínio e asse por 1 hora e 30 minutos, na metade do tempo, vire a costela.

9) Nos últimos 5 minutos, retire o papel alumínio e passe mais molho barbecue. Para criar uma crosta, asse por 2 minutos de cada lado.

10)   Sirva em seguida acompanhada com salada.

Valor Nutricional

- Calorias: 441
- Colesterol: 22g
- Carboidratos: 24g
- Proteína: 33g

Costeletasde Porco com Cogumelos

(Tempo de Preparo: 40 min\ Porção: 4)

Ingredientes:
- 4 costeletas borboleta de porco
- 1 colher de chá de óleo sem sabor, de sue escolha
- Pitada de sal e pimenta moída
- Pitada de pasta de alho com sal
- 1 cebola picada
- 220g de cogumelo picado
- 1 lata de creme de cogumelo
- 2 colheres de sopa de caldo de carne de baixo sódio

Modo de Preparo
1) Lave as costeletas de porco e seque.
2) Tempere os dois lados com o sal, a pimenta e a pasta de alho.
3) Em uma frigideira grande, aqueça o óleo e adicione a cebola. Refogue por 2 minutos (ela ficará translúcida).
4) Coloque as costelas na frigideira e sele de 8 a 10 minutos de cada lado.
5) Adicione os cogumelos e mexa por um minuto.

6) Retire as costeletas da frigideira e as coloque em uma travessa. Coloque o creme de cogumelos sobre os cogumelos que estão na frigideira, adicione o caldo de carne e acenda o fogo de médio para alto. Mexa tudo até que fique um molho homogêneo e liso.

7) Coloque as costeletas novamente na frigideira. Agregue-a bem ao molho e cozinhe em fogo baixo por 10 minutos.

8) Sirva em seguida acompanhada com salada.

Valor Nutricional

- Calorias: 210
- Colesterol: 8g
- Carboidratos: 9,6g
- Proteína: 23g

Costeletas de Porco com Queijo

(Tempo de Preparo: 30 min\ Porção: 4)

Ingredientes:
- 4 costeletas borboleta de porco
- 1 colher de sopa e azeite sem sabor de sua escolha
- Sumo de 1 ou 2 limões (o suficiente para passar em cada costeleta)
- ½ cebola branca picada
- 1 dente de alho amassado
- 1 colher de chá de alecrim seco
- 1 colher de chá de manjericão seco
- Pitada de pimenta moída
- ½ a 1 copo de queijo Monterrey ralado

Modo de Preparo
1) Lave as costeletas e seque.
2) Em uma frigideira grande, aqueça o óleo e adicione a cebola. Refogue por 2 minutos. Adicione o alho e frite por 1 minuto.
3) Coloque as costeletas no sumo do limão. Tempere os dois lados com alecrim, manjericão e pimenta.

4) Coloque-as numa frigideira grande e sele todos os lados para criar uma crosta.

5) Tampe a frigideira, mantenha em fogo médio. Coza de 8 a 10 minutos até que cozinhe por dentro.

6) Polvilho o queijo ralado e tampe para derreter o queijo.

7) Sirva em seguida acompanhado com feijão verde.

Valor Nutricional

- Calorias: 316
- Colesterol: 21g
- Carboidratos: 6g
- Proteína: 25g

Costeletas ao Molho de Soja com Limão

(Tempo de Preparo: 55 min\ Porção: 4)

Ingredientes:
- 4 costeletas borboleta de porco
- ½ copo de molho de soja
- 1 colher de sopa de molho inglês
- 4 dentes de alho amassados
- 2 colheres de sopa de sumo de limão
- 1 colher de sopa de azeite sem sabor, de sua escolha

Modo de Preparo
1) Lave as costeletas e seque-as.
2) Em uma travessa rasa, junte o molho se soja, o molho inglês, o sumo de limão, o alho, a pimenta e o azeite. Misture levemente até que todos os temperos se combinem.
3) Mergulhe as costeletas nessa marinada, e vire-as algumas vezes para que o molho se agregue perfeitamente. Cubra com plástico filme e leve à geladeira por 1 hora.
4) Quando estiverem prontas para assar, pré-aqueça o forno à 190°.

5) Coloque as costeletas em uma assadeira rasa e asse de 35 a 40 minutos, até que cozinhe por dentro (temperatura interna 162°).

6) Sirva em seguida acompanhado com salada ou legumes verdes cozidos.

Valor Nutricional

- Calorias: 193
- Colesterol: 6g
- Carboidratos: 5g
- Proteína: 27g

Capitulo 7: Lanches

Brócolislevemente crocantes

(Tempo de Preparo: 20 min\ Porção: 4)

Ingredientes:
- 1 brócolis grande, cortado em florezinhas
- 2 colheres de sopa de sal kosher (para cozinhas as florezinhas)
- 1 colher de chá de azeite sem sabor
- ½ a 1 colher de chá de sumo de limão
- 1 dente de alho amassado
- Pitada de sal e pimenta moída

Modo de Preparo
1) Coloque as florezinhas em uma panela grande e cubra com água.
2) Coloque sal.
3) Leve ao fogo. Quando levantar fervura, cozinhe por 1 minuto.
4) Depois coloque em uma tigela com água bem gelada (isto serve para parar o cozimento).
5) Coloque as florezinhas de volta na panela. Adicione o azeite, o sumo de

limão, o sal, a pimenta e o alho, e mexa
bem.
6) Sirva em seguida.

Valor Nutricional
- Calorias: 150
- Colesterol: 11g
- Carboidratos: 12g
- Proteína: 5g

Quiabo com Tomates

(Tempo de Preparo: 30 min\Porção: 4)

Ingredientes:

- 450 gramas de quiabo picado
- 1 colher de sopa de azeite sem sabor, de sua escolha
- 1 cebola pequena fatiada
- 1 dente de alho picado
- 1 pimentão picado
- 2 talos de aipo
- 1 lata de tomates inteiros grandes
- Pitada de sal e pimenta moída
- ¼ de copo de queijo parmesão, para decorar (opcional)

Modo de Preparo

1) Em um frigideira, aqueça o óleo. Refogue a cebola e o aipo por 2 minutos. Adicione o alho. Frite por 1 minuto.
2) Coloque o quiabo, o pimentão e os tomates. Misture tudo.
3) Tampe e cozinhe tudo com o fogo de médio a baixo de 5 a 10 minutos, até

que o quiabo e os tomates estejam macios ao corte com garfo.

4) Ponha em uma travessa. Decore com queijo parmesão e sirva em seguida.

Valor Nutricional

- Calorias: 94
- Colesterol: 4,7g
- Carboidratos: 11,5g
- Proteína: 3,8g

Couve-flor ao alho assada

(Tempo de Preparo: 40 min\ Porção: 4)

Ingredientes:
- 1 couve-flor grande cortada em florezinhas
- 2 dentes de alho amassado
- 3 colheres de sopa de azeite sem sabor, de sua escolha
- ¼ de copo de queijo ralado
- Pitada de sal e pimenta moída
- 1 colher de sopa de salsa picada

Modo de Preparo
1) Lave a couve-flor e seque.
2) Pré-aqueça o forno a 230°.
3) Coloque o óleo e o alho em um saco plástico
4) Ponha as florezinhas de couve-flor e mexa até que todas as partes fiquem bem cobertas.
5) Passe tudo para uma assadeira, tempere com o sal e a pimenta.
6) Asse por 25 minutos mexendo depois de 10 minutos.

7) Retire a assadeira, polvilhe o queijo parmesão. Asse de 2 a 4 minutos, até gratinar.

Valor Nutricional

- Calorias: 118
- Colesterol: 8,2g
- Carboidratos: 8,6g
- Proteína: 4,7g

Feijões Verdes com Gergelim

(Tempo de Preparo: 30 min\ Porção: 4)

Ingredientes:

- 450g de feijões verdes frescos
- 1 colher de sopa de azeite sem sabor, de sua escolha
- 1 colher de sopa de semente de gergelim
- ¼ de copo de caldo de galinha
- Pitada de sal e pimenta moída

Modo de Preparo

1) Em uma frigideira grande, aqueça o óleo.
2) Adicione as sementes de gergelim. Quando elas começarem a escurecer adicione os feijões verdes.
3) Coloque o caldo de galinha.
4) Tampe e cozinhe por aproximadamente 10 minutos, até que os feijões estejam levemente macios.
5) Destampe e cozinhe para evaporar o caldo.
6) Passe para uma travessa. Sirva em seguida.

Valor Nutricional
- Calorias: 333
- Colesterol: 31g
- Carboidratos: 6g
- Proteína: 7g

Acelga Suíça Refogada

(Tempo de Preparo: 25 min\ Porção: 2)

Ingredientes:

- 1 maço de acelga suíça, sem talo, cortada em partes pequenas
- 4 fatias de bacon picadas
- 2 colheres de sopa de manteiga
- 3 colheres de sopa de sumo fresco de limão
- ½ colher de chá de pasta de alho
- Pitada de sal e pimenta moída

Modo de Preparo

1) Lave a acelga e seque.
2) Em uma frigideira grande, coloque o bacon e frite por 5 minutos.
3) Adicione a manteiga e mexa até derreter.
4) Adicione o sumo de limão e a pasta de alho e misture tudo até que todos os temperos se combinem.
5) Acrescente a acelga e mexa bem os ingredientes. Abaixe o fogo para o médio.
6) Tampe e deixe cozinhar por 4 minutos.

7) Tempere com sal e pimenta.
8) Ponha em uma travessa e sirva em seguida.

Valor Nutricional

- Calorias: 56,2
- Colesterol: 3,7g
- Carboidratos: 2,7g
- Proteína: 39g

Berinjela com Tomate assada

(Tempo de Preparo: 25 min\ Porção: 3 a 4)

Ingredientes:

- 1 berinjela média com ou sem pele, cortada em rodelas de 1 centímetro
- 2 a 4 colheres de sopa de azeite sem sabor, de sua preferencia
- 1 tomate grande fatiado em rodelas de 1 centímetro
- Sal e pimenta moída
- ½ copo de queijo parmesão ralado

Modo de Preparo

1) Pré-aqueça o forno a 200°
2) Arrume as rodelas de berinjela em uma assadeira.
3) Regue-as com o azeite e tempere com sal e pimenta.
4) Polvilhe queijo parmesão.
5) Coloque as rodelas de tomate sobre as berinjelas e regue com o azeite. Tempere também com sal e pimenta e polvilhe novamente com o queijo parmesão.

6) Asse de 10 a 15 minutos, até que as berinjelas estejam macias ao corte com garfo.
7) Sirva imediatamente.

Valor Nutricional

- Calorias: 55
- Colesterol: 0,3g
- Carboidratos: 9,3g
- Proteína: 3,3g

CogumelosSalteados

(Tempo de Preparo: 35 min\ Porção: 4)

Ingredientes:
- 450g de champignons
- 2 colheres de sopa de manteiga
- ½ colher de sopa de vinagre balsâmico
- 1 dente de alho amassado
- 1/8 de colher de chá de orégano desidratado
- Sal e pimenta moída

Modo de Preparo
1) Lave os champignons e seque, e retire os talos.
2) Em uma frigideira grande, derreta a manteiga. Adicione o alho, o vinagre balsâmico e o orégano. Misture tudo.
3) Adicione os champignons. Tempere com sal e pimenta e salteie por 20 minutos, ou até ficarem macios ao corte com garfo.
4) Sirva em seguida.

Valor Nutricional
- Calorias: 94
- Colesterol: 7g

- Carboidratos: 5,3g
- Proteína: 2,3g

Rolinhos de Presunto com Aspargos

(Tempo de Preparo: 10 min\ Porção: 4)

Ingredientes:
- 10 aspargos
- 10 fatias de presunto
- 1 colher de sopa de azeite sem sabor, de sua preferencia

Modo de Preparo
1) Pré-aqueça o forno a 230°.
2) Retire os talos dos aspargos, lave-os e seque-os.
3) Comece enrolando o presunto da ponta de baixo até a ponta de cima do aspargo.
4) Passe azeite no fundo da forma e coloque os rolinhos.
5) Asse por 5 minutos.
6) Sirva em seguida ou em temperatura ambiente.

Valor Nutricional
- Calorias: 56,2
- Colesterol: 3,7g
- Carboidratos: 2,7g
- Proteína: 39g

Capitulo 8: Sobremesas incríveis

Trufas de Chocolate

(Tempo de Preparo: 15 min\ Porção: 10)

Ingredientes:

- 3 copos de raspas de chocolate meio amargo
- 400g de leite condensado
- 1 colher de sopa de essência de baunilha
- Para decorar: coco ralado, cacau em pó, açúcar de confeiteiro e nozes picadas

Modo de Preparo

1) Em uma panela grande, aqueça o leite condensado.
2) Adicione as raspas de chocolate e misture até derreter o chocolate e ficar uma mistura homogênea.
3) Apague o fogo e misture a essência de baunilha.
4) Transfira esse chocolate para uma vasilha e cubra com plástico filme. (Certifique-se de fazer com que o

plástico filme encoste-se em toda a superfície do chocolate, caso contrário, ele não conservará estas características de creme).

5) Deixe na geladeira por 3 horas.

6) Usando um scoop, vá retirando as porções do chocolate em forma de bolas.

7) Decoração opcional: passe no coco ralado, no cacau em pó, no açúcar de confeiteiro ou nas nozes picadas.

8) Leve para a geladeira e deixe resfriar por 30 minutos. Sirva com frutas vermelhas frescas.

Valor Nutricional

- Calorias: 53
- Colesterol: 2,5g
- Carboidratos: 7,5g
- Proteína: 0,9g

Rosetas Florais

(Tempo de Preparo: 1 hora e 15 min\Porção: 30)

Ingredientes:
- 2 ovos
- 1 copo de leite
- 1 copo de farinha de trigo
- 1 colher de sopa de açúcar
- ½ colher de chá de sal
- 1 colher de chá de essência de baunilha
- Óleo vegetal, canola ou de girassol para fritura
- Para decorar: açúcar de confeiteiro
- Você precisará de rosetes (formas para rosetas)

Modo de Preparo
1) Em um recipiente grande, junte os ovos, o leite e a essência de baunilha. Misture tudo.
2) Em outro recipiente, junte a farinha, o açúcar e o sal. Misture tudo.
3) Adicione a mistura líquida à mistura seca. Misture tudo até ficar homogêneo.

4) Em uma panela alta, coloque ¼ de copo de óleo e esquente-o.
5) Uma vez que o óleo tenha alcançado a temperatura de 375°, ou esteja bem quente, mergulhe a forma de rosetas no óleo e deixe por 30 segundos. Deixe escorrer o excesso de óleo do rosete e mergulhe-o dentro da,e coloque o rosete dentro do óleo novamente.
6) Frite a roseta até dourar ou por aproximadamente 30 segundos.
7) Retire o rosete do óleo. Retire a roseta da forma com um garfo e coloque-a no papel toalha para tirar o excesso de óleo.
8) Faça esse processo enquanto tiver massa utilizável.
9) Assim que as massas tiverem esfriado, polvilhe açúcar de confeiteiro.
10) Sirva acompanhado com frutas vermelhas frescas.

Valor Nutricional
- Calorias: 561
- Colesterol: 59g
- Carboidratos: 8,2g
- Proteína: 1,1g

Torta de Cream Cheese

(Tempo de Preparo: 1 hora\ Porção: 24)

Ingredientes:
- 85g de cream cheese em temperatura ambiente
- ½ copo de manteiga em temperatura ambiente
- 1 copo de farinha de trigo
- Spray para untar

Modo de Preparo
1) Em uma tigela de tamanho médio, misture o cream cheese até ficar liso e homogêneo.
2) Misture na farinha e continue mexendo até ficar uma massa totalmente uniforme.
3) Tampe e leve à geladeira e deixe por 1 hora.
4) Pré-aqueça o forno a 160°.
5) Divida a massa em 24 bolas. Coloque-as em formas de muffins untadas e pressione-as para dar-lhes forma.
6) Uma vez preparadas suas formas, recheie com o que você quiser.

7) Asse por 20 minutos ou até que as bordas estejam douradas.

8) Terminada a cocção, preencha com o recheio de frutas de sua escolha.

Valor Nutricional

- Calorias: 65
- Colesterol: 5g
- Carboidratos: 4g
- Proteína: 1g

Falso Mousse de Chocolate

(Tempo de Preparo: 15 min\ Porção: 4)

Ingredientes:
- 220g de queijo mascarpone
- 2 colheres de sopa de creme de leite tradicional ou fresco
- 1 colher de chá de essência de baunilha
- ¼ de copo de raspas de chocolate
- Decore com raspas de chocolate meio amargo

Modo de Preparo
1) Derreta as raspas de chocolate: se for no fogão, faça através de banho maria; ou leve diretamente ao forno micro-ondas. Depois reserve.
2) Em outro recipiente, misture o queijo mascarpone, a essência de baunilha e o creme de leite, até ficar homogêneo.
3) Coloque o chocolate ainda morno na mistura do mascarpone.
4) Tampe. Leve ao freezer por 2 horas.
5) Sirva em taças. Decore com creme de leite e raspas de chocolate por cima.

Valor Nutricional

- Calorias: 319
- Colesterol: 31g
- Carboidratos: 7g
- Proteína: 4g

Ganache Mole

(Tempo de Preparo: 20 min\ Porção: 24)

Ingredientes:
- 450g de chocolate meio amargo picado
- 1 copo de creme de leite
- ½ copo de manteiga sem sal

Modo de Preparo
1) Em uma panela pequena, aqueça o creme de leite.
2) Coloque o chocolate em uma tigela.
3) Coloque o creme de leite aquecido sobre o chocolate
4) Misture-os até que o chocolate derreta e se misture com o creme de leite.
5) Adicione a manteiga e mexa até dar brilho ao chocolate.
6) Cubra com plástico filme. (Certifique-se de que o plástico esteja encostando no chocolate).
7) Guarde na geladeira.
8) Use o ganache como a cobertura de uma sobremesa sempre que você desejar.

Valor Nutricional

- Calorias: 172
- Colesterol: 13g
- Carboidratos: 10g
- Proteína: 1,5g

BolinhosCrocantes

(Tempo de Preparo: 20 min\ Porção: 40)

Ingredientes:
- 1 pacote de mistura para bolo
- 1/3 de copo de óleo vegetal
- 2 ovos
- ½ copo de nozes picadas
- Açúcar de confeiteiro

Modo de Preparo
1) Pré-aqueça o forno a 170°.
2) Em um recipiente médio, coloque a mistura para bolo e as nozes.
3) Em um copo medidor, misture o óleo e os ovos.
4) Adicione os ingredientes líquidos nos secos e misture por 2 minutos.
5) Com uma colher de sorvete pequena vá retirando as porções da massa em forma de bolas.
6) Passe-as no açúcar de confeiteiro.
7) Coloque-as na forma de cookies untada.
8) Asse de 7 a 9 minutos ou até as bordas ficarem escuras.

9) Deixe os bolinhos descansar por 1 minuto antes de desenformar.

10) Espere esfriar e sirva.

Valor Nutricional

- Calorias: 69
- Colesterol: 4,2g
- Carboidratos: 7g
- Proteína: 1g

Merengues Fantásticos

(Tempo de Preparo: 1 hora\ Porção: 10)

Ingredientes:
- 2 ovos brancos
- ½ copo de açúcar refinado
- 1 colher de chá de essência de baunilha
- Coco ralado para decorar

Modo de Preparo
1) Pré-aqueça o forno a 140°.
2) Forre a assadeira com papel manteiga.
3) Separe as claras das gemas. (Use as gemas para uma omelete)
4) Em um recipiente grande, bata as claras.
5) Adicione o açúcar.
6) Bata as claras até formar picos rígidos.
7) Adicione a essência de baunilha e misture.
8) Coloque o merengue em um saco plástico e corte um dos cantos para canalizá-lo de modo a dar-lhes forma sobre a assadeira com papel manteiga.
9) Asse por 35 minutos.

10) Desligue o fogo, mas mantenha os merengues no forno até que eles esfriem. Os merengues estarão prontos quando estiverem secos ao toque.

11) Opcional: decore com cacau em pó. Sirva com compota de frutas frescas.

Valor Nutricional

- Calorias: 36
- Colesterol: 0g
- Carboidratos: 8,4g
- Proteína: 0,6g

Doce Raw

(Tempo de Preparo: 20 min\ Porção: 20)

Ingredientes:

- 1 copo de uva passas hidratadas
- 1 copo de nozes
- 1 copo de semente de abóbora
- 1 copo de semente de girassol
- 1 copo de gotas de chocolate meio amargo
- 1 a 2 colheres de sopa de mel
- Amêndoas picadas, coco ralado e cacau em pó para decorar

Modo de Preparo

1) Em um processador de alimentos processe as passas, as nozes, as sementes de abóbora, as sementes de girassol, até que tudo fique quebrado. (Mas não muito, ainda queremos pedaços grosseiros)
2) Passe tudo para uma tigela. Adicione as gotas de chocolate e misture.
3) Coloque uma colher de sopa de mel. Misture tudo. Se a mistura parecer mole demais, não adicione a outra colher de mel.

4) Usando um pegador de sorvete pequeno, retire uma porção da mistura e faça bolinhas com a mão. (Tenha um recipiente com água ao seu lado para limpar suas mãos)
5) Opcional: passe os doces nas amêndoas picadas, no coco ralado ou no cacau em pó, ou deixe-os como estão.
6) Sirva em seguida, ou deixe na geladeira por 15 minutos para firmarem.

Valor Nutricional
- Calorias: 45
- Colesterol: 3,5g
- Carboidratos: 3,2g
- Proteína: 1g

Capitulo 9: 28 dias de dieta Low Carb – Planejamento das Refeições

Por favor, note que os pratos contidos no planejamento a seguir podem não fazer parte do rol de receitas da seção anterior. O plano de refeições foi preparado para te dar uma ideia de como você poderia abordar sua dieta. Você pode alterar qualquer um dos pratos das 40 receitas mostradas neste livro para criar a sua própria e preferida rotina de dieta.

Semana 1 - Lista de Compras

- Manteiga
- Ovos
- Farinha de coco
- Psyllium em pó
- Creme de coco
- Sal
- Leite de coco
- Lombo
- Molho Teriyaki
- Vinho tinto
- Alho
- Queijo Azul
- Maionese

- Creme de leite
- Molho Inglês
- Rabo de boi
- Cebola
- Tempero completo
- Gordura de bacon
- Caldo (legumes, galinha, carne)
- Alho em pó
- Salmão
- Pimenta do reino em grãos
- Brócolis
- Mostarda Dijon
- Queijo processado
- Quiabo
- Pimentas (vermelha, verde, laranja)
- Aipo
- Tomate
- Queijo Parmesão
- Chocolate meio amargo
- Essência de baunilha
- Leite condensado
- Açúcar de confeiteiro
- Costeletas de porco

Semana 1 - Cardápio

Dia 1

Total de Carboidratos: 22g

Café da Manhã:

Mingau cremoso de Coco (Calorias: 322; Colesterol: 12,4g; Carboidratos: 5g; Proteínas: 6g)

Lanche

Brócolis levemente crocantes (Calorias: 143; Colesterol: 29,28g; Carboidratos: 7,6g; Proteínas: 8,6g)

Almoço

Lombo com Queijo Azul (Calorias: 280; Colesterol: 27g; Carboidratos: 7g; Proteínas: 12g)

Lanche

Quiabo com Tomates (Calorias: 94; Colesterol: 4,7g; Carboidratos: 1,5g; Proteínas: 3,8g)

Jantar

Patê de Legumes (Calorias: 42; Colesterol: 3,9g; Carboidratos: 0,9g; Proteínas: 1g)

Sobremesa

Trufas de Chocolate(Calorias: 53; Colesterol: 2,5g; Carboidratos: 7,5g; Proteínas: 0,9g)

Dia 2

Total de Carboidratos: 30,9g
Café da Manhã
Mingau cremoso de Coco (Calorias: 322; Colesterol: 12,4g; Carboidratos: 5g; Proteínas: 6g)
Lanche
Feijões Verdes com Gergelim (Calorias: 333; Colesterol: 31g; Carboidratos: 6g; Proteínas: 7g)
Almoço
Salmão Pranchado no Cedro (Calorias: 315; Colesterol: 15g; Carboidratos: 10g; Proteínas: 24g)
Lanche
Quiabo com Tomates (Calorias: 94; Colesterol: 4,7g; Carboidratos: 1,5g; Proteínas: 3,8g)

Jantar
Patê de Legumes (Calorias: 42; Colesterol: 3,9g; Carboidratos: 0,9g; Proteínas: 1g)
Sobremesa
Trufas de Chocolate(Calorias: 53; Colesterol: 2,5g; Carboidratos: 7,5g; Proteínas: 0,9g)
Dia 3

Total de Carboidratos: 46,4g
Café da Manhã:
Mingau cremoso de Coco (Calorias: 322; Colesterol: 12,4g; Carboidratos: 5g; Proteínas: 6g)
Lanche
Brócolis levemente crocantes (Calorias: 143; Colesterol: 29,28g; Carboidratos: 7,6g; Proteínas: 8,6g)
Almoço
Camarão marinado (Calorias: 236; Colesterol: 12g; Carboidratos: 15g; Proteínas: 9g)
Lanche
Quiabo com tomates (Calorias: 94; Colesterol: 4,7g; Carboidratos: 1,5g; Proteínas: 3,8g)
Jantar
Hambúrguer de Cogumelo Portobello(Calorias: 203; Colesterol: 14g; Carboidratos: 9,8g; Proteínas: 10,3g)
Sobremesa
Trufas de Chocolate(Calorias: 53; Colesterol: 2,5g; Carboidratos: 7,5g; Proteínas: 0,9g)
Dia 4

Total de Carboidratos: 34,1g
Café da Manhã:
Mingau cremoso de Coco (Calorias: 322; Colesterol: 12,4g; Carboidratos: 5g; Proteínas: 6g)
Lanche
Costeletas ao Molho de Soja com Limão (Calorias: 193; Colesterol: 6g; Carboidratos: 5g; Proteínas: 27g)
Almoço
Lombo com Queijo Azul (Calorias: 280; Colesterol: 27g; Carboidratos: 7g; Proteínas: 12g)
Lanche
Couve-flor ao Alho assada (Calorias: 118; Colesterol: 8,2g; Carboidratos: 8,7g; Proteínas: 4,7g)
Jantar
Patê de Legumes(Calorias: 42; Colesterol: 3,9g; Carboidratos: 0,9g; Proteínas: 1g)
Sobremesa
Trufas de Chocolate(Calorias: 53; Colesterol: 2,5g; Carboidratos: 7,5g; Proteínas: 0,9g)
Dia 5
Total de Carboidratos: 32g

Café da Manhã
Mingau cremoso de Coco (Calorias: 322; Colesterol: 12,4g; Carboidratos: 5g; Proteínas: 6g)
Lanche
Berinjela com Tomate assada(Calorias: 55; Colesterol: 0,38; Carboidratos: 9,3g; Proteínas: 3,3g)
Almoço
Lombo com Queijo Azul (Calorias: 280; Colesterol: 27g; Carboidratos: 7g; Proteínas: 12g)
Lanche
Acelga Suíça Refogada(Calorias: 56,2; Colesterol: 3,7g; Carboidratos: 2,7g; Proteínas: 39g)
Jantar
Patê de Legumes(Calorias: 42; Colesterol: 3,9g; Carboidratos: 0,9g; Proteínas: 1g)
Sobremesa
Trufas de Chocolate(Calorias: 53; Colesterol: 2,5g; Carboidratos: 7,5g; Proteínas: 0,9g)
Dia 6
Total de Carboidrato: 26,2g
Café da Manhã

Ovos mexidos (Calorias: 317; Colesterol: 26g; Carboidratos: 1g; Proteínas: 19g)

Lanche

Brócolis levemente crocantes (Calorias: 143; Colesterol: 29,28g; Carboidratos: 7,6g; Proteínas: 8,6g)

Almoço

Lombo com Queijo Azul (Calorias: 280; Colesterol: 27g; Carboidratos: 7g; Proteínas: 12g)

Lanche

Quiabo com Tomates (Calorias: 94; Colesterol: 4,7g; Carboidratos: 1,5g; Proteínas: 3,8g)

Jantar

Patê de Legumes (Calorias: 42; Colesterol: 3,9g; Carboidratos: 0,9g; Proteínas: 1g)

Sobremesa

Rosetas florais (Calorias: 561; Colesterol: 59g; Carboidratos: 8,2g; Proteínas: 1,1g)

Dia 7

Total de Carboidratos: 39,3g

Café da Manhã

Panqueca de Coco (Calorias: 259; Colesterol: 15g; Carboidratos: 6g; Proteínas: 4g)

Lanche

Brócolis levemente crocantes (Calorias: 143; Colesterol: 29,28g; Carboidratos: 7,6g; Proteínas: 8,6g)

Almoço

Lombo com Queijo Azul (Calorias: 280; Colesterol: 27g; Carboidratos: 7g; Proteínas: 12g)

Lanche

Quiabo com Tomates (Calorias: 94; Colesterol: 4,7g; Carboidratos: 1,5g; Proteínas: 3,8g)

Jantar

Mexido de Tofu (Calorias: 190; Colesterol: 11,5g; Carboidratos: 9,7g; Proteínas: 12g)

Sobremesa

Trufas de Chocolate(Calorias: 53; Colesterol: 2,5g; Carboidratos: 7,5g; Proteínas: 0,9g)

Semana 2 - Lista de Compras

- Manteiga
- Ovos
- Farinha de Coco
- Psyllium em pó
- Creme de Coco

- Sal
- Leite de Coco
- Lombo
- Molho Teriyaki
- Vinho Tinto
- Alho
- Queijo Azul
- Maionese
- Creme de Leite
- Molho Inglês
- Rabo de boi
- Cebola
- Tempero Completo
- Gordura de Bacon
- Caldo (legumes, galinha, carne)
- Alho em pó
- Salmão
- Pimenta do Reino em grão
- Brócolis
- Mostarda Dijon
- Queijo Processado
- Quiabo
- Pimentas (vermelha, verde, laranja)
- Aipo
- Tomates

- Queijo Parmesão
- Chocolate meio amargo
- Essência de Baunilha
- Leite condensado
- Açúcar de Confeiteiro
- Costela de Porco
- Abóbora
- Espinafre
- Coentro
- Queijo mussarela
- Feijões Verdes frescos

Semana 2 - Cardápio
Dia 1
Total de Carboidratos: 44g
Café da Manhã
Mingau cremoso de Coco (Calorias: 322; Colesterol: 12,4g; Carboidratos: 5g; Proteínas: 6g)
Lanche
Omelete de Zoodles (Calorias: 176; Colesterol: 12,27g; Carboidratos: 6,2g; Proteínas: 10,2g)
Almoço

Camarões Marinados (Calorias: 236; Colesterol: 12; Carboidratos: 15g; Proteínas: 9g)

Lanche

Quiabo com Tomates (Calorias: 94; Colesterol: 4,7g; Carboidratos: 1,5g; Proteínas: 3,8g)

Jantar

Hambúrguer de Cogumelo Portobello (Calorias: 203; Colesterol: 14g; Carboidratos: 9,8g; Proteínas: 10,3g)

Sobremesa

Trufas de Chocolate(Calorias: 53; Colesterol: 2,5g; Carboidratos: 7,5g; Proteínas: 0,9g)

Dia 2

Total de Carboidratos: 37g

Café da Manhã

Mingau cremoso de Coco (Calorias: 322; Colesterol: 12,4g; Carboidratos: 5g; Proteínas: 6g)

Lanche

Berinjela com Tomate assada (Calorias: 55; Colesterol: 0,38; Carboidratos: 9,3g; Proteínas: 3,3g)

Almoço

Lombo com Queijo Azul (Calorias: 280; Colesterol: 27g; Carboidratos: 7g; Proteínas: 12g)

Lanche

Acelga Suíça Refogada(Calorias: 56,2; Colesterol: 3,7g; Carboidratos: 2,7g; Proteínas: 39g)

Jantar

Frango ao Alho (Calorias: 300; Colesterol: 16g; Carboidratos: 5,7g; Proteínas: 30g)

Sobremesa

Trufas de Chocolate(Calorias: 53; Colesterol: 2,5g; Carboidratos: 7,5g; Proteínas: 0,9g)

<u>**Dia 3**</u>

Total de Carboidratos: 40,3g

Café da Manhã

Panqueca de Coco (Calorias: 259; Colesterol: 15g; Carboidratos: 6g; Proteínas: 4g)

Lanche

Brócolis levemente crocantes (Calorias: 143; Colesterol: 29,28g; Carboidratos: 7,6g; Proteínas: 8,6g)

Almoço

Costeletas de porco com Cogumelos (Calorias: 210; Colesterol: 27g; Carboidratos: 8g; Proteínas: 23g)
Lanche
Quiabo com Tomates (Calorias: 94; Colesterol: 4,7g; Carboidratos: 1,5g; Proteínas: 3,8g)
Jantar
Mexido de Tofu (Calorias: 190; Colesterol: 11,5g; Carboidratos: 9,7g; Proteínas: 12g)
Sobremesa
Trufas de Chocolate(Calorias: 53; Colesterol: 2,5g; Carboidratos: 7,5g; Proteínas: 0,9g)
<u>Dia 4</u>
Total de Carboidratos: 33,3g
Café da Manhã
Ovos mexidos (Calorias: 317; Colesterol: 26g; Carboidratos: 1g; Proteínas: 19g)
Lanche
Brócolis levemente crocantes (Calorias: 143; Colesterol: 29,28g; Carboidratos: 7,6g; Proteínas: 8,6g)
Almoço

Lombo com Queijo Azul (Calorias: 280; Colesterol: 27g; Carboidratos: 7g; Proteínas: 12g)

Lanche

Couve-flor ao alho assada (Calorias: 118; Colesterol: 8,2g; Carboidratos: 8,6g; Proteínas: 4,7g)

Jantar

Patê de Legumes (Calorias: 42; Colesterol: 3,9g; Carboidratos: 0,9g; Proteínas: 1g)

Sobremesa

Rosetas florais (Calorias: 561; Colesterol: 59g; Carboidratos: 8,2g; Proteínas: 1,1g)

Dia 5

Total de Carboidratos: 32,1

Café da Manhã

Mingau cremoso de Coco (Calorias: 322; Colesterol: 12,4g; Carboidratos: 5g; Proteínas: 6g)

Lanche

Feijões Verdes com Gergelim (Calorias: 333; Colesterol: 31g; Carboidratos: 6g; Proteínas: 7g)

Almoço

Salmão Pranchado no Cedro (Calorias: 315; Colesterol: 15g; Carboidratos: 10g; Proteínas: 24g)

Lanche

Acelga suíça refogada (Calorias: 56,2; Colesterol: 3,7g; Carboidratos: 2,7g; Proteínas: 39g)

Jantar

Patê de Legumes (Calorias: 42; Colesterol: 3,9g; Carboidratos: 0,9g; Proteínas: 1g)

Sobremesa

Trufas de Chocolate(Calorias: 53; Colesterol: 2,5g; Carboidratos: 7,5g; Proteínas: 0,9g)

Dia 6

Total de Carboidratos: 26g

Café da Manhã:

Mingau cremoso de Coco (Calorias: 322; Colesterol: 12,4g; Carboidratos: 5g; Proteínas: 6g)

Lanche

Brócolis levemente crocantes (Calorias: 143; Colesterol: 29,28g; Carboidratos: 7,6g; Proteínas: 8,6g)

Almoço

Lombo com Queijo Azul (Calorias: 280; Colesterol: 27g; Carboidratos: 7g; Proteínas: 12g)

Lanche

Quiabo com Tomates (Calorias: 94; Colesterol: 4,7g; Carboidratos: 1,5g; Proteínas: 3,8g)

Jantar

Patê de Legumes (Calorias: 42; Colesterol: 3,9g; Carboidratos: 0,9g; Proteínas: 1g)

Sobremesa

Torta de Cream Cheese (Calorias: 65; Colesterol: 5g; Carboidratos: 4g; Proteínas: 1g)

Dia 7

Total de Carboidratos: 46,4g

Café da Manhã:

Mingau cremoso de Coco (Calorias: 322; Colesterol: 12,4g; Carboidratos: 5g; Proteínas: 6g)

Lanche

Brócolis levemente crocantes (Calorias: 143; Colesterol: 29,28g; Carboidratos: 7,6g; Proteínas: 8,6g)

Almoço

Camarões Marinados (Calorias: 236; Colesterol: 12; Carboidratos: 15g; Proteínas: 9g)

Lanche

Quiabo com Tomates (Calorias: 94; Colesterol: 4,7g; Carboidratos: 1,5g; Proteínas: 3,8g)

Jantar

Hambúrguer de Cogumelo Portobello (Calorias: 203; Colesterol: 14g; Carboidratos: 9,8g; Proteínas: 10,3g)

Sobremesa

Trufas de Chocolate(Calorias: 53; Colesterol: 2,5g; Carboidratos: 7,5g; Proteínas: 0,9g)

Semana 3 - Lista de Compras

- Manteiga
- Ovos
- Farinha de coco
- Psyllium em pó
- Creme de coco
- Sal
- Leite de coco
- Lombo
- Molho Teriyaki

- Vinho Tinto
- Alho
- Queijo azul
- Maionese
- Creme de leite
- Moo Inglês
- Rabo de boi
- Cebola
- Tempero Completo
- Gordura de bacon
- Caldo (legumes, galinha, carne)
- Alho em pó
- Salmão
- Pimenta do Reino em pó
- Brócolis
- Mostarda Dijon
- Queijo processado
- Quiabo
- Pimentas (vermelha, verde, laranja)
- Aipo
- Tomate
- Queijo Parmesão
- Chocolate meio amargo
- Essência de Baunilha
- Leite Condensado

- Açúcar de Confeiteiro
- Costeletas de Porco
- Abóbora
- Espinafre
- Coentro
- Queijo Mussarela
- Feijões Verdes frescos
- Tofu
- Camarão
- Cogumelos Portobello
- Passas
- Nozes
- Amêndoas

Semana 3 - Cardápio
Dia 1
Total de Carboidratos: 33,3g
Café da Manhã
Panqueca de Coco (Calorias: 259; Colesterol: 15g; Carboidratos: 6g; Proteínas: 4g)
Lanche

Tilápia Grelhada com Queijo Parmesão (Calorias: 224; Colesterol: 12g; Carboidratos: 0,8g; Proteínas: 25,4g)

Almoço

Costeletas de porco com Cogumelos (Calorias: 210; Colesterol: 27g; Carboidratos: 8g; Proteínas: 23g)

Lanche

Quiabo com Tomates (Calorias: 94; Colesterol: 4,7g; Carboidratos: 1,5g; Proteínas: 3,8g)

Jantar

Mexido de Tofu (Calorias: 190; Colesterol: 11,5g; Carboidratos: 9,7g; Proteínas: 12g)

Sobremesa

Trufas de Chocolate(Calorias: 53; Colesterol: 2,5g; Carboidratos: 7,5g; Proteínas: 0,9g)

Dia 2

Total de Carboidratos: 35,1g

Café da Manhã

Mingau cremoso de Coco (Calorias: 322; Colesterol: 12,4g; Carboidratos: 5g; Proteínas: 6g)

Lanche

Feijões Verdes com Gergelim (Calorias: 333; Colesterol: 31g; Carboidratos: 6g; Proteínas: 7g)

Almoço

Salmão Pranchado no Cedro (Calorias: 315; Colesterol: 15g; Carboidratos: 10g; Proteínas: 24g)

Lanche

Acelga suíça refogada (Calorias: 56,2; Colesterol: 3,7g; Carboidratos: 2,7g; Proteínas: 39g)

Jantar

Etouffee de Camarão (Calorias: 205; Colesterol: 11g; Carboidratos: 3,9g; Proteínas: 22,09g)

Sobremesa

Trufas de Chocolate(Calorias: 53; Colesterol: 2,5g; Carboidratos: 7,5g; Proteínas: 0,9g)

Dia 3

Total de Carboidratos: 60g

Café da Manhã:

Mingau cremoso de Coco (Calorias: 322; Colesterol: 12,4g; Carboidratos: 5g; Proteínas: 6g)

Lanche
Brócolis levemente crocantes (Calorias: 143; Colesterol: 29,28g; Carboidratos: 7,6g; Proteínas: 8,6g)
Almoço
Camarões Marinados (Calorias: 236; Colesterol: 12; Carboidratos: 15g; Proteínas: 9g)
Lanche
Quiabo com Tomates (Calorias: 94; Colesterol: 4,7g; Carboidratos: 1,5g; Proteínas: 3,8g)
Jantar
Costela Assada(Calorias: 441; Colesterol: 22g; Carboidratos: 24g; Proteínas: 33g)
Sobremesa
Trufas de Chocolate(Calorias: 53; Colesterol: 2,5g; Carboidratos: 7,5g; Proteínas: 0,9g)
Dia 4
Total de Carboidratos: 16,1g
Café da Manhã:
Mingau cremoso de Coco (Calorias: 322; Colesterol: 12,4g; Carboidratos: 5g; Proteínas: 6g)
Lanche

Rolinhos de Presunto com Aspargos (Calorias: 56; Colesterol: 3,6g; Carboidratos: 2,7g; Proteínas: 39g)

Almoço

Lombo com Queijo Azul (Calorias: 280; Colesterol: 27g; Carboidratos: 7g; Proteínas: 12g)

Lanche

Quiabo com Tomates (Calorias: 94; Colesterol: 4,7g; Carboidratos: 1,5g; Proteínas: 3,8g)

Jantar

Patê de Legumes (Calorias: 42; Colesterol: 3,9g; Carboidratos: 0,9g; Proteínas: 1g)

Sobremesa

Torta de Cream Cheese (Calorias: 65; Colesterol: 5g; Carboidratos: 4g; Proteínas: 1g)

Dia 5

Total de Carboidratos: 35,1g

Café da Manhã

Ovos mexidos (Calorias: 317; Colesterol: 26g; Carboidratos: 1g; Proteínas: 19g)

Lanche

Brócolis levemente crocantes (Calorias: 143; Colesterol: 29,28g; Carboidratos: 7,6g; Proteínas: 8,6g)

Almoço

Lombo com Queijo Azul (Calorias: 280; Colesterol: 27g; Carboidratos: 7g; Proteínas: 12g)

Lanche

Couve-flor ao alho assada (Calorias: 118; Colesterol: 8,2g; Carboidratos: 8,6g; Proteínas: 4,7g)

Jantar

Patê de Legumes (Calorias: 42; Colesterol: 3,9g; Carboidratos: 0,9g; Proteínas: 1g)

Sobremesa

Ganache Mole (Calorias: 172; Colesterol: 13g; Carboidratos: 10g; Proteínas: 1,5g)

Dia 6

Total de Carboidratos: 40g

Café da Manhã

Mingau cremoso de Coco (Calorias: 322; Colesterol: 12,4g; Carboidratos: 5g; Proteínas: 6g)

Lanche

Omelete de Zoodles (Calorias: 176; Colesterol: 12,27g; Carboidratos: 6,2g; Proteínas: 10,2g)

Almoço

Camarões Marinados (Calorias: 236; Colesterol: 12; Carboidratos: 15g; Proteínas: 9g)

Lanche

Quiabo com Tomates (Calorias: 94; Colesterol: 4,7g; Carboidratos: 1,5g; Proteínas: 3,8g)

Jantar

Hambúrguer de Cogumelo Portobello (Calorias: 203; Colesterol: 14g; Carboidratos: 9,8g; Proteínas: 10,3g)

Sobremesa

Doce Raw (Calorias: 45; Colesterol: 3,5g; Carboidratos: 3,2g; Proteínas: 1g)

Dia 7

Total de Carboidratos: 46,8g

Café da Manhã

Panqueca de Coco (Calorias: 259; Colesterol: 15g; Carboidratos: 6g; Proteínas: 4g)

Lanche

Brócolis levemente crocantes (Calorias: 143; Colesterol: 29,28g; Carboidratos: 7,6g; Proteínas: 8,6g)

Almoço

Camarões Marinados (Calorias: 236; Colesterol: 12g; Carboidratos: 15g; Proteínas: 9g)

Lanche

Quiabo com Tomates (Calorias: 94; Colesterol: 4,7g; Carboidratos: 1,5g; Proteínas: 3,8g)

Jantar

Hambúrguer de Cogumelo Portobello (Calorias: 203; Colesterol: 14g; Carboidratos: 9,8g; Proteínas: 10,3g)

Sobremesa

Trufas de Chocolate(Calorias: 53; Colesterol: 2,5g; Carboidratos: 7,5g; Proteínas: 0,9g)

Conclusão

Mais uma vez eu gostaria de te agradecer por baixar este livro e ter a paciência de lê-lo. Espero que você tenha se divertido muito ao ler e fazer as receitas tanto quanto eu me divertir escrevendo-as para você. Daqui para frente, tudo o que você precisa fazer é seguir os passos da dieta Low Carb, e até mesmo testar o seu próprio cardápio planejado.

Fique bem. Fique saudável. E que Deus o abençoe!